防患未然话肿瘤

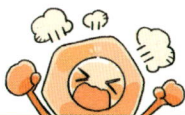

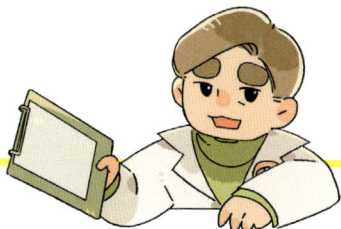

主　　审　刘宏旭

主　　编　刘宏伟　赵　岩

副主编　安常明　李　超　王　宇

编　　者　马作红　王　聪　王天禄　王玉名　王永鹏　刘　宇
　　　　　刘　勇　刘　斌　许　可　孙佩欣　李　剑　李　辉
　　　　　邱恩铎　谷京城　冷　辉　张　昊　张　强　张　睿
　　　　　姚　冰　贾海清　高　岩　穆中一

编写秘书　李　萃　刘芳宇

绘　　画　画者不语　林子琪

人民卫生出版社

·北　京·

图书在版编目（CIP）数据

防患未然话肿瘤 / 刘宏伟，赵岩主编. -- 北京：
人民卫生出版社，2024. 10（2025. 2 重印）. -- ISBN
978-7-117-36679-3

Ⅰ. R73-49

中国国家版本馆 CIP 数据核字第 2024ZD4745 号

| 人卫智网 | www.ipmph.com | 医学教育、学术、考试、健康，购书智慧智能综合服务平台 |
| 人卫官网 | www.pmph.com | 人卫官方资讯发布平台 |

防患未然话肿瘤

Fanghuanweiran Hua ZhongLiu

主　　编：刘宏伟　赵　岩
出版发行：人民卫生出版社（中继线 010-59780011）
地　　址：北京市朝阳区潘家园南里 19 号
邮　　编：100021
E - mail：pmph @ pmph.com
购书热线：010-59787592　010-59787584　010-65264830
印　　刷：北京盛通印刷股份有限公司
经　　销：新华书店
开　　本：889×1194　1/32　印张：7
字　　数：274 千字
版　　次：2024 年 10 月第 1 版
印　　次：2025 年 2 月第 2 次印刷
标准书号：ISBN 978-7-117-36679-3
定　　价：69.00 元

打击盗版举报电话：010-59787491　E-mail：WQ @ pmph.com
质量问题联系电话：010-59787234　E-mail：zhiliang @ pmph.com
数字融合服务电话：4001118166　　E-mail：zengzhi @ pmph.com

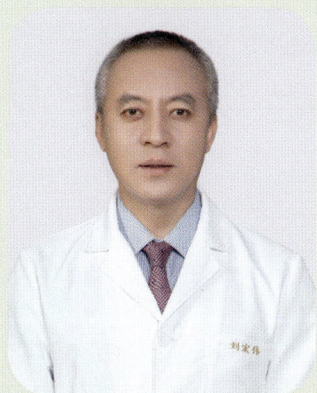

刘宏伟，中共党员，医学博士、主任医师、硕士研究生导师，辽宁省肿瘤医院甲状腺头颈外科三病区主任，奥地利维也纳大学总医院访问学者。手术技艺精湛，擅长甲状腺癌规范化及疑难病例治疗、甲状腺微创腔镜手术；喉癌、下咽癌发音重建术；隐蔽切口腮腺手术；鼻腔鼻窦及颅底肿瘤手术；口腔及头颈部肿瘤切除及修复重建手术；乳腺、妇科肿瘤术后发生的淋巴水肿手术等。在中华医学会、中国抗癌协会、中国医疗保健国际交流促进会、中国医药教育协会、辽宁省医学会、辽宁省抗癌协会等多处担任学术兼职。

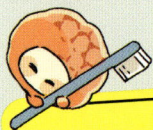

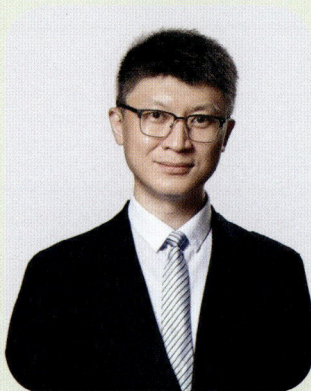

　　赵岩，中共党员，医学博士、主任医师、博士生导师，辽宁省肿瘤医院副院长。辽宁省胃肠肿瘤医工交叉重点实验室主任，兴辽英才计划医学名家。专注于胃癌转化治疗、胃间质瘤综合诊疗及肿瘤医工交叉研究。在中华医学会、中国医院协会、中国抗癌协会（CACA）、中国临床肿瘤学会（CSCO）、辽宁省医学会、辽宁省抗癌协会等多处担任学术兼职。

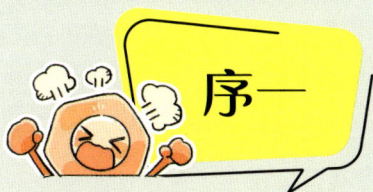

医为仁术，必具仁心。

凡有助于大众健康的事，当尽力去做。

这是一本高质量的肿瘤科普书，由一支富有爱心和责任感的医生团队完成。面向的是普通大众，目的是提升大众对恶性肿瘤的认知。因为只有了解了肿瘤，才能更好地预防和治疗。

在网络资讯发达的时代，鱼龙混杂，泥沙俱下，不少错误信息大行其道，因此，由医学专业人士来拨乱反正，输出正确的健康知识非常重要。

刘宏伟、赵岩主编的《防患未然话肿瘤》，采用漫画的形式，讲解了三十多种临床常见肿瘤的病因、症状、治疗和预防方法等。语言浅显易懂，插图生动活泼，将复杂的医学知识变得容易理解和记忆，兼顾了科学性与普及性。

阅读本书，读者可以更好地了解恶性肿瘤，避免误解、误传而致的恐慌和盲目治疗，可以增强预防和早期发现意识，从而有效地预防肿瘤发生和发展，更好地保护自己和家人的健康。

医学科普是一项伟大的事业，不仅关乎个人健康，也关乎整个社会的进步和发展。感谢所有为此书作出贡献的人。我相信，在更多像本书作者一样的科普工作者的努力下，我们将能更好地应对肿瘤这一挑战，为人类的健康和幸福作出更大贡献。

熊代明

2023 年 6 月 18 日

序二

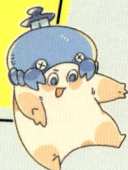

在浩瀚的医学领域中，肿瘤学是最为复杂的学科之一。对许多人而言，肿瘤仿佛被一层神秘且恐怖的面纱所笼罩，令人心生畏惧，避之唯恐不及。然而，这种恐惧与逃避的心态实则容易让人陷入误区。唯有正视它、了解它，才能有效预防。为此，本书的编写团队悉心整理了临床上常见肿瘤的相关知识，创作了《防患未然话肿瘤》一书，旨在帮助公众正确认识这一类疾病。

本书是几十位肿瘤领域专家的心血结晶，包括深耕临床的医者、潜心科研的学者和专注肿瘤预防、诊断、治疗、康复的专业人士，以及细致入微的护理团队。他/她们凭借深厚的医学底蕴，怀揣着对生命的深切关怀，将这份情感融入字里行间。因此，本书不仅是一部严谨的科普读物，更是一本充满温情的健康指南。

在内容的呈现上，为了提升本书的可读性与普及性，特别邀请了优秀的绘画团队绘制漫画，美化版面，将复杂的医学知识变得通俗易懂、生动直观，增强了科普效果。

作为长期致力于肿瘤研究与临床的医者，我们深知预防的重要性。肿瘤并非不可战胜，关键在于早发现、早诊断、早治疗，而这一切的前提是公众应具备正确的与肿瘤相关的认知和科学的预防意识。因此，本书的出版是一件极具意义的事情。不仅能帮助人们消除对肿瘤的恐惧与误解，还能引导大家树立正确的健康观念，采取积极的生活方式，有效降低肿瘤的发病率和死亡率。

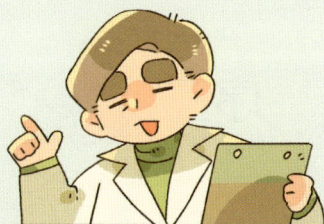

医学不仅是一门严谨的科学，更是蕴含生命关怀与爱的艺术。本书内容是基于当前的科学研究和临床实践得出的结论，但医疗领域的知识仍在不断更新和发展。面对肿瘤这一全球性挑战，我们需携手并肩，共同守护健康，推动科学与人文的深度融合，让知识之光照亮前行之路。

最后，衷心感谢本书的所有编者，你们的辛勤付出，为医学科普事业增添了光彩，为无数家庭带去了希望。愿本书能够陪伴大家在健康之路上稳步前行。

2024 年 10 月 10 日

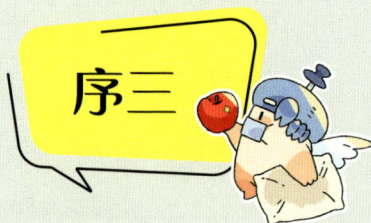

医生的日常工作，除诊断、治疗疾病外，往往还要对患者和家属进行医学科普，科普已成为临床工作的一部分。

面对恶性肿瘤，人们常常心生恐惧，谈之色变。其实，恶性肿瘤并不等同于绝症，通过早发现、早治疗，很多情况下是可治、可控的。

有效预防的前提是了解，许多人因为缺乏相关知识，不知道如何进行癌症风险评估和早期筛查。因此，面向大众的科普尤为重要。

《防患未然话肿瘤》是一本深入浅出的科普之作，此书集结了肿瘤领域的医学精英。全书行文流畅，语言简洁易懂，同时辅以妙趣横生的漫画，将肿瘤知识讲解得直白有趣，可使读者轻松理解和接受。

衷心感谢所有参与编写的医者，他们的用心创作，使这本极具实用性的科普书得以问世。希望它能成为一扇窗户，让更多人获取到肿瘤预防和治疗的相关知识，从而远离肿瘤困扰，迈向健康之路。

李振东

2024 年 6 月 30 日

前言

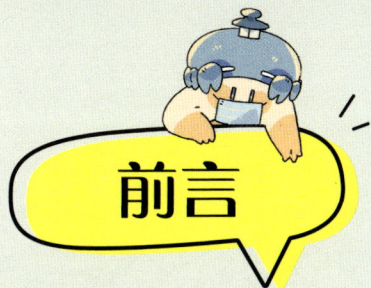

恶性肿瘤是严重威胁人类健康的一类疾病，在我国发病率逐年攀升。每年有逾 200 万人因肿瘤离世，然而，很多人对肿瘤的认识仍十分有限，甚至因恐惧或忌讳而避免提及"癌"字，导致发现问题时，病情往往已经很严重了。

"肿瘤防治、赢在整合"，国家卫生健康委颁布了《健康中国行动——癌症防治行动实施方案（2023—2030 年）》，健全国家、省、市、县四级肿瘤质控管理体系，全面推进肿瘤的病因预防、早诊早治和规范化诊疗，保障《"健康中国 2030"规划纲要》确立的抗癌目标的全面实现。毋庸置疑，作为二级预防的"早发现、早诊断、早治疗"策略具有极其重要的地位。如何做到"早发现"？那就需要全社会提高防癌意识，提高健康素养，知己知彼才能百战不殆。

编写这本科普书的动因，源自我们在工作中的所见所感。有些患者因为各种原因错过了最佳就诊时间，直到肿瘤已经发展到很严重的状况才来就医，而中晚期肿瘤的治疗非常困难，预后也很差。看到患者和家属因为错失最佳治疗时机而懊悔不已，我们深感科普的责任重若千钧，因此，想要让更多的人了解肿瘤的基本知识，及时发现问题，减少遗憾。

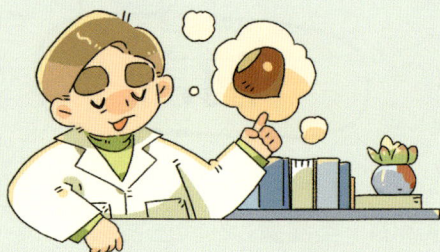

在编纂科普书的过程中，我们汇聚了几十位肿瘤领域专家的智慧。然而，鉴于医学知识的专业性和复杂性，普通读者在理解上可能会遇到一定的挑战。为了解决这一难题，我们特别邀请了毕业于清华大学美术学院的陈陶老师的团队（画者不语）为本书绘制插图。该团队以其深厚的艺术功底和独到的视角，将原本严肃、枯燥的医学知识通过漫画的形式呈现，旨在使这些知识更加生动有趣、易于理解。我们相信，这样的创新尝试将有助于提升本书的可读性，使读者能够更轻松地获取肿瘤相关的医学知识，并将其应用于实际生活中。

　　本书旨在为读者提供常见肿瘤的临床表现及防治概述。需要明确的是，在实际的临床工作中，肿瘤的种类和表现具有显著的复杂性和多样性，其诊断和治疗过程亦需高度细致与专业化。因此，对于期望更全面、深入地了解肿瘤相关知识的读者，强烈建议咨询专业医生，以获取更为详尽的个体化建议及治疗方案。

2024 年 6 月 30 日

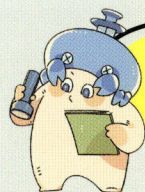

目录

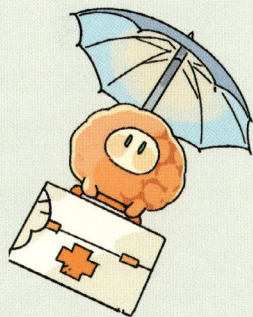

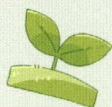

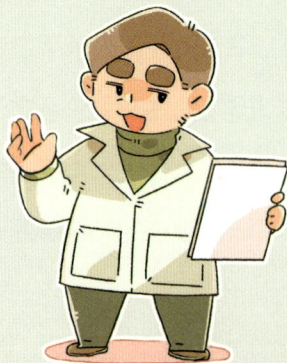

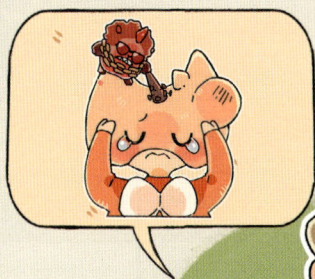

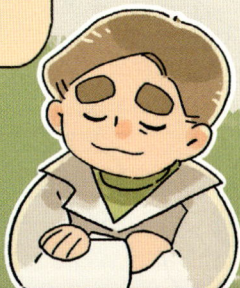

多数患者预后良好的肿瘤
——甲状腺癌

1

小兰下个月就要结婚了，她又开心又期待，可是却遭遇了晴天霹雳……

甲状腺癌

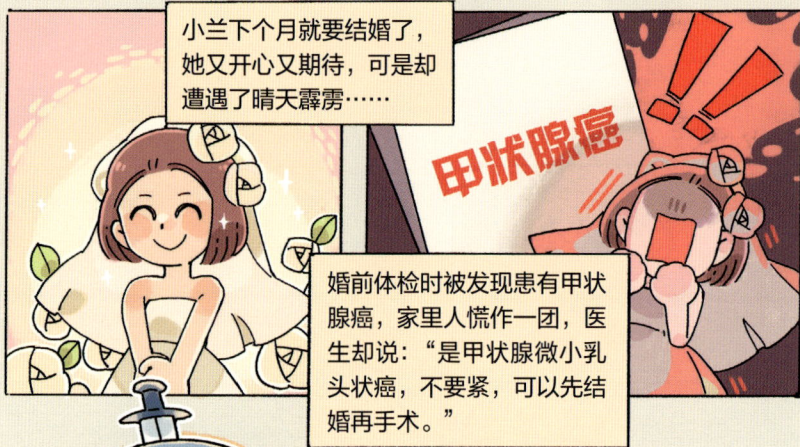

婚前体检时被发现患有甲状腺癌，家里人慌作一团，医生却说："是甲状腺微小乳头状癌，不要紧，可以先结婚再手术。"

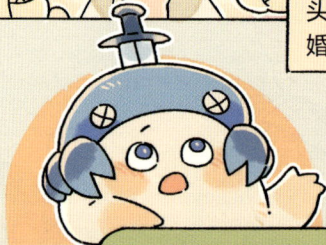

这是为什么呢？

有人称甲状腺癌为"幸福的癌"，绝大多数甲状腺微小乳头状癌比较温和、进展缓慢且预后良好。"

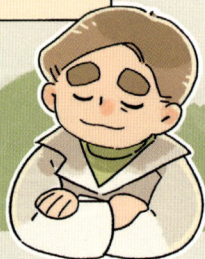

多数预后良好！
甲状腺癌！

来，看看你的甲状腺。

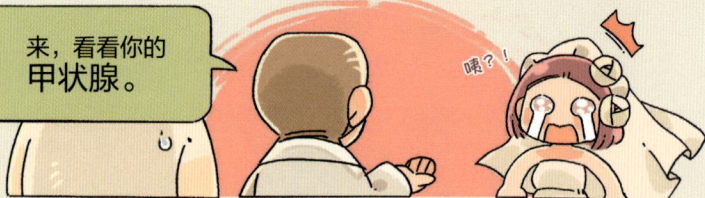

咦？！

什么是甲状腺癌

甲状腺位于颈部的前下方，形状像一只蝴蝶，是人体最大的内分泌腺。

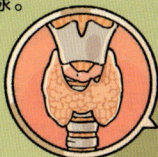

它的主要工作是分泌甲状腺激素，用于调节机体新陈代谢，促进生长发育，对大脑、骨骼与生殖器官的发育至关重要，还能调节其他的器官或系统，是不折不扣的劳动模范！

鼓掌
鼓掌

甲状腺癌是指发生在甲状腺的恶性肿瘤，是头颈部最常见的恶性肿瘤。

任何年龄均可发病，以青壮年多见，女性发病率远高于男性。

欺负人！

从常见病理类型来看，甲状腺癌家族有四兄弟。

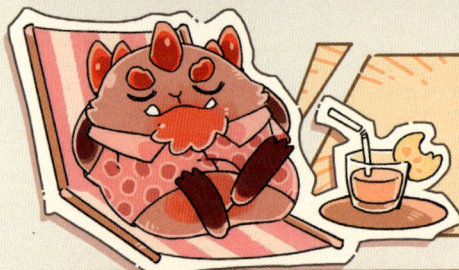

乳头状癌

约占 80%，性格温和，生长缓慢，有人称它为"懒癌"，比较安分，破坏力较低。

滤泡状癌

约占 10%，比老大厉害一些，也不算太坏，但有时会侵犯周围血管，通常生长缓慢，破坏力属于中等水平。

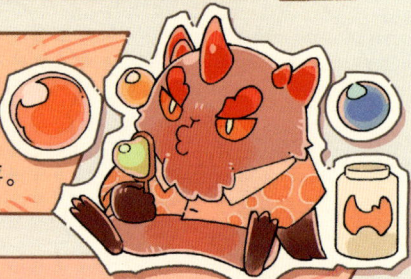

髓样癌

占 4%～7%，脾气古怪，破坏力大于前两类，得小心提防。

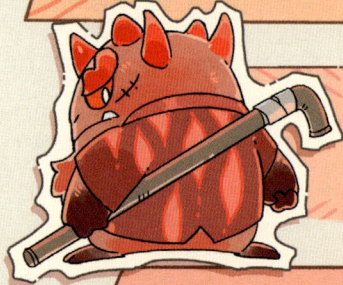

未分化癌

不到 5%，长得最丑还浑身戾气，是脾气最差的一类，侵袭性强，一言不合就拆家，生长迅猛，破坏力超强，幸好它的发生率非常低。

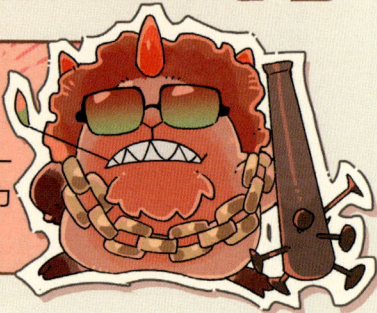

甲状腺癌的病因

甲状腺为维持人体功能付出了太多，全年无休，也没有加班费，当然，它对此是毫无怨言的。

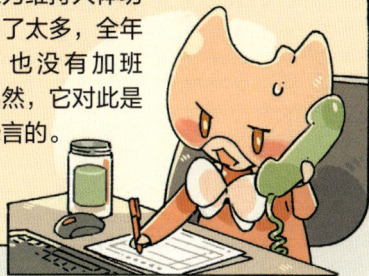

可是，总有些"坏蛋"时不时来刺激这位好员工，时间长了，就出了状况，这位好员工身上发生了癌变。

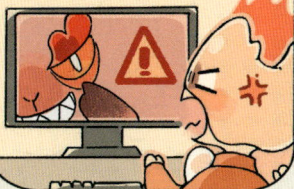

导致细胞癌变的原因目前还不能完全确定，但是发现了一些致病的"危险因素"。

放射线因素：儿童期电离辐射暴露是目前比较确定的致病因素，有报道指出，切尔诺贝利核电站事故发生后，该地区儿童甲状腺癌发病率明显增高。

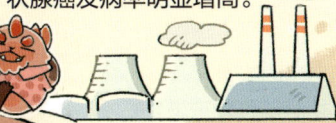

遗传因素：即使父母患有甲状腺癌，一般也不会直接遗传，但其子女发病率高于普通人群，可能与基因和共同生活习惯有关。

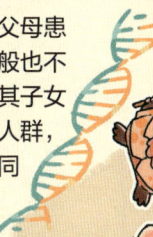

性别因素：女性甲状腺癌发病率明显高于男性，可能与雌激素水平有关。

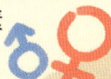

碘营养因素：研究发现，无论是在碘充足地区还是碘缺乏地区，甲状腺癌发生率均有增加。

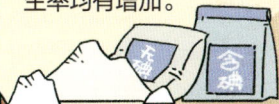

其他因素：长期精神紧张、情绪低落、过度劳累、吸烟、饮酒、肥胖等，可能增加患甲状腺癌的风险。

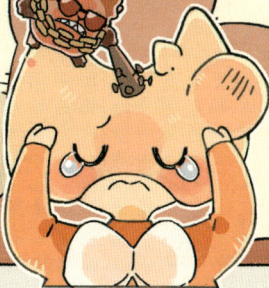

怎样早期发现甲状腺癌

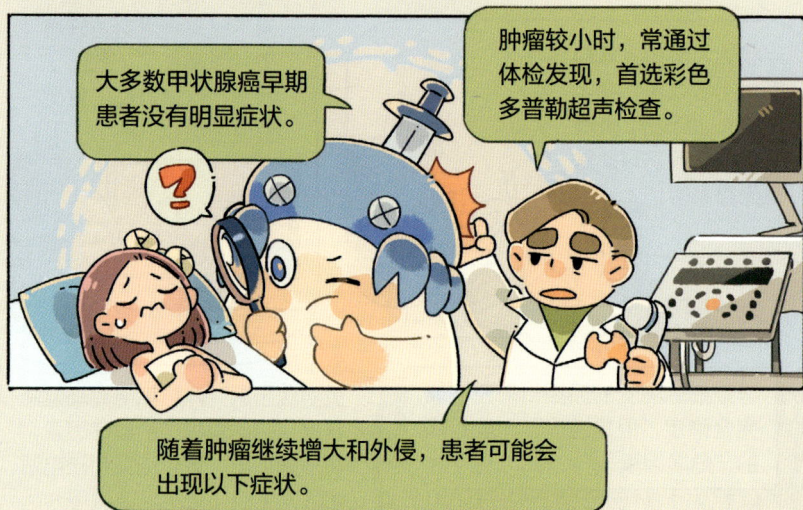

大多数甲状腺癌早期患者没有明显症状。

肿瘤较小时，常通过体检发现，首选彩色多普勒超声检查。

随着肿瘤继续增大和外侵，患者可能会出现以下症状。

颈部包块
甲状腺肿物或淋巴结肿大时可摸到颈部包块。

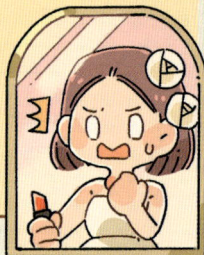

声音嘶哑
这是肿瘤侵犯喉返神经导致的。

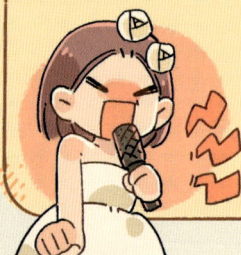

呼吸困难
肿瘤侵犯气管导致呼吸困难。

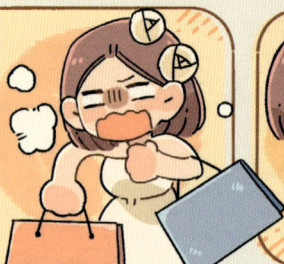

吞咽困难
肿瘤压迫食管导致吞咽困难。

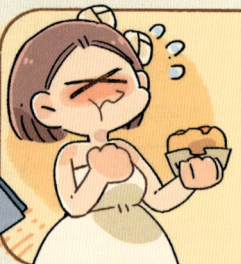

怎样治疗甲状腺癌

根据肿瘤的类型与分期，医生结合患者自身状况，制订个体化的治疗方案，通常以外科治疗为主，有美容需求的患者可以根据肿瘤实际情况选择腔镜或机器人手术。

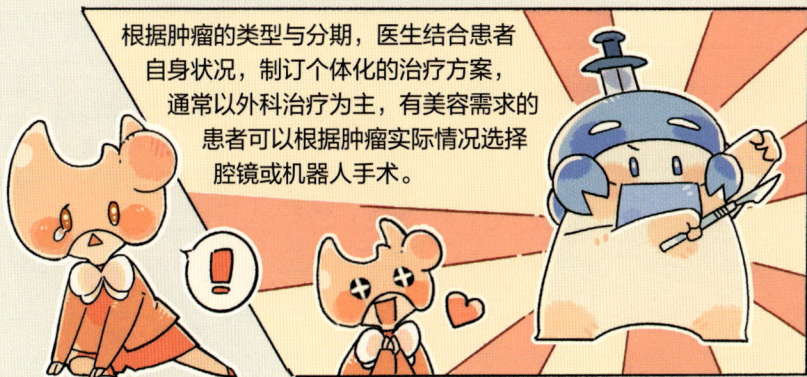

术后辅以内分泌治疗、放射性核素治疗。病情严重的患者还需要进行放射治疗、靶向治疗、免疫治疗等。

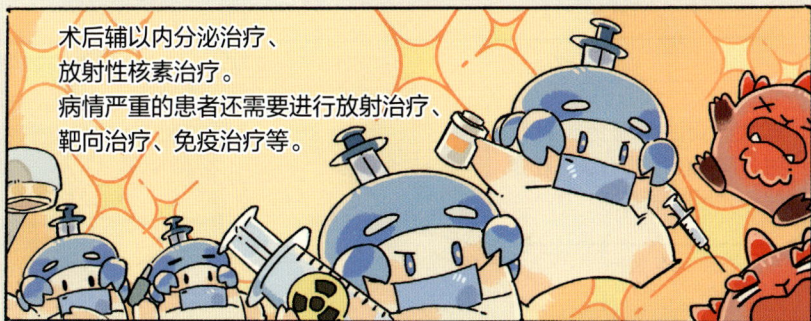

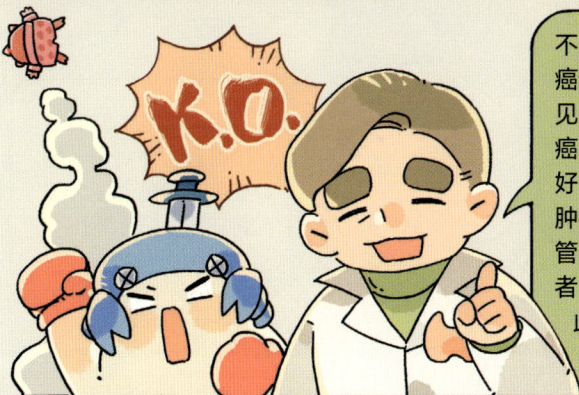

K.O.

不同病理类型的甲状腺癌预后差异很大。最常见的是甲状腺乳头状癌，大部分患者预后良好。但也有些患者出现肿瘤外侵神经、喉、气管、食管等，还有些患者出现癌细胞转移。因此，对于甲状腺癌不能掉以轻心。

如何预防甲状腺癌

首先，要保持心情愉悦，避免压力过大，才能让身体健健康康的！

同时还要戒除烟酒，均衡营养，适度运动！

其次，要注意避免电离辐射，避免使用雌激素，还要保持充足的睡眠！

最后，高危人群应定期筛查，让我们一起在甲状腺癌入侵之前将它拒之门外吧！

（刘宏伟）

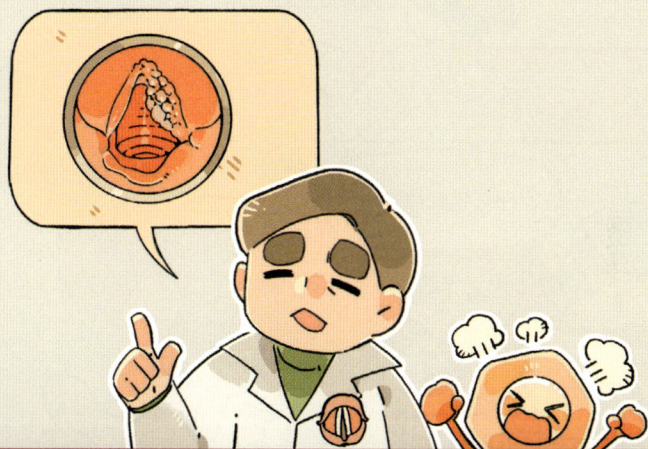

导致喑哑或不哑的肿瘤
——喉癌

2

老张喜欢每天晚上喝一杯白酒，吸烟也挺多，最近嗓子有点儿沙哑，他都没当回事。

这几天脖子长了一个包块，家人要求他去医院就诊，诊断报告提示是喉癌！

什么是喉癌呢？

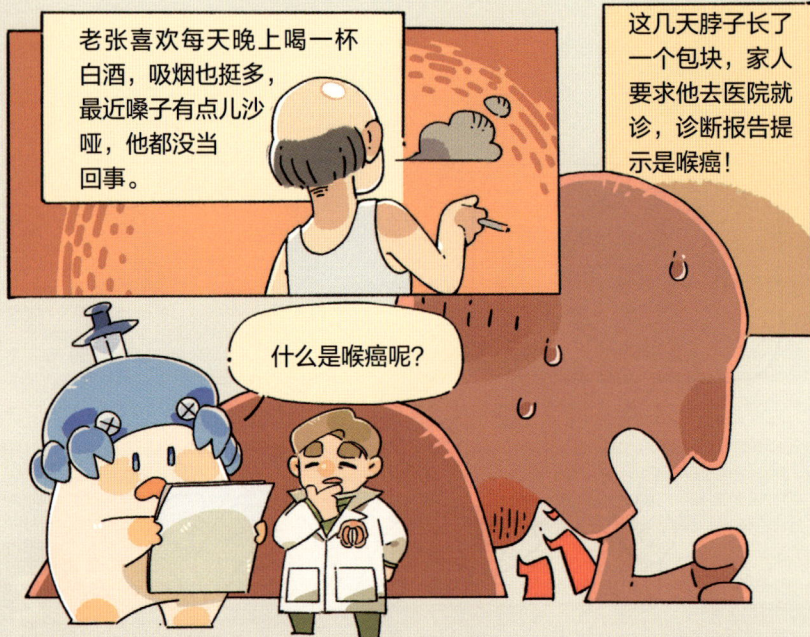

喑哑或不哑的喉癌

喉位于颈前正中，上端与咽相连，下端接气管，是呼吸通道，也是发音器官。以声带为界，分成声门、声门上和声门下三部分。

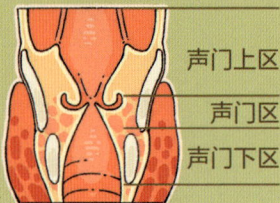

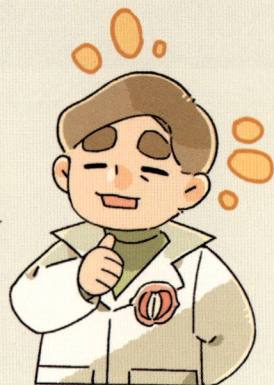

声门上区

声门区

声门下区

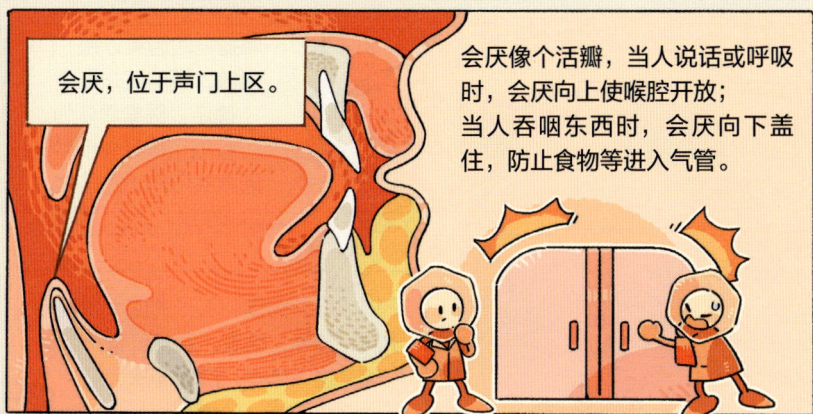

会厌，位于声门上区。

会厌像个活瓣，当人说话或呼吸时，会厌向上使喉腔开放；当人吞咽东西时，会厌向下盖住，防止食物等进入气管。

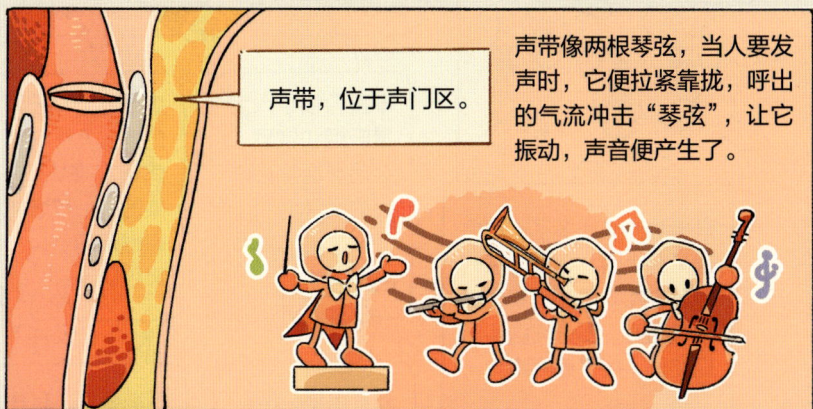

声带，位于声门区。

声带像两根琴弦，当人要发声时，它便拉紧靠拢，呼出的气流冲击"琴弦"，让它振动，声音便产生了。

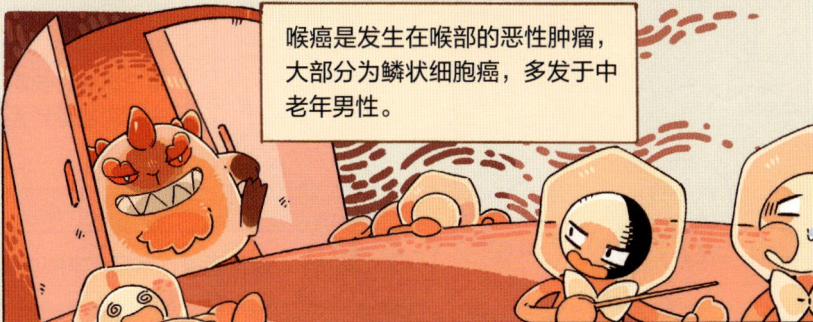

喉癌是发生在喉部的恶性肿瘤，大部分为鳞状细胞癌，多发于中老年男性。

为什么会得喉癌呢

空气、食物、水等必需物质要进入体内，必须得经过喉。

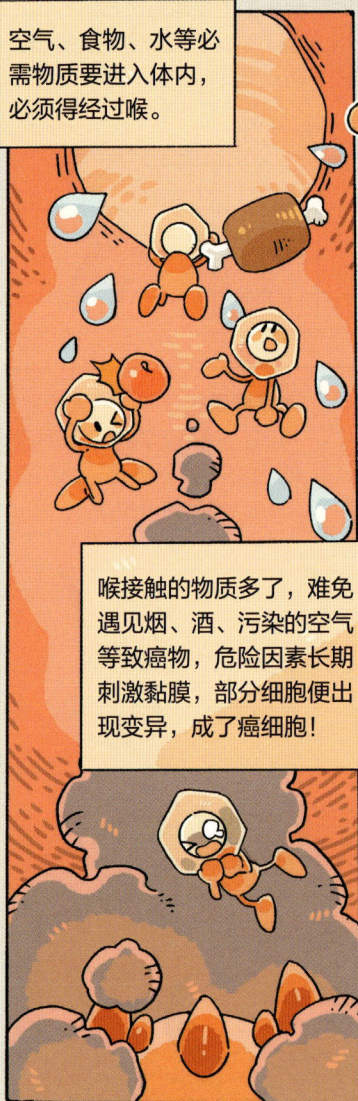

哪些危险因素才是元凶，目前还未完全确定。医学界认为，喉癌可能是由多种因素共同作用的结果。

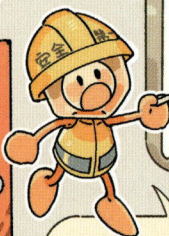

环境或职业因素：人长期或大量接触木屑、油漆、烟雾、石棉纤维、二氧化硫、铬、砷等，以及多次大剂量接触放射线，会增加患喉癌的风险。

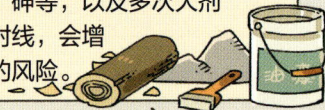

喉接触的物质多了，难免遇见烟、酒、污染的空气等致癌物，危险因素长期刺激黏膜，部分细胞便出现变异，成了癌细胞！

不良习惯：人大量吸烟和饮酒，会明显增加患喉癌的风险。

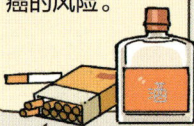

病毒感染：被高危型人乳头状瘤病毒（HPV）感染的人，可增加患喉癌的风险。

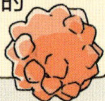

激素水平：喉癌发生率男性明显高于女性，可能与雄激素水平有关。

癌前病变：有些喉部疾病如慢性肥厚性喉炎、声带白斑等，长期未愈可能导致人患喉癌。

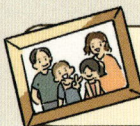

遗传因素：有喉癌家族史的人群，发病率增高。

喉癌患者有哪些症状

喉癌首先易发于声门区，其次为声门上区，根据解剖部位分为三型：声门上型、声门型和贯声门型。

声门上型喉癌：早期症状不明显，肿瘤发展到一定程度时，才出现咽部异物感、呼吸困难等。
另外，如果有颈部淋巴结转移，则会出现颈部包块。

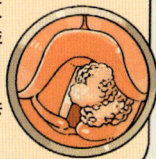

声门型喉癌：肿瘤直接长在声带上，首发症状是声音嘶哑；随着肿瘤的发展，可能出现痰中带血、呼吸困难。所以，出现声音嘶哑2周不见好转，就需要到医院检查了。

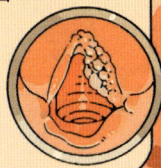

贯声门型喉癌：发生于侧喉室，早期无症状，后期可能出现刺激性咳嗽、呼吸困难、咯血等。

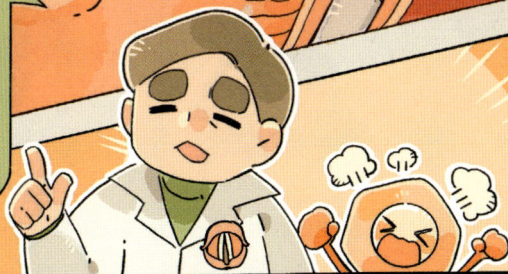

要怎样治疗喉癌呢

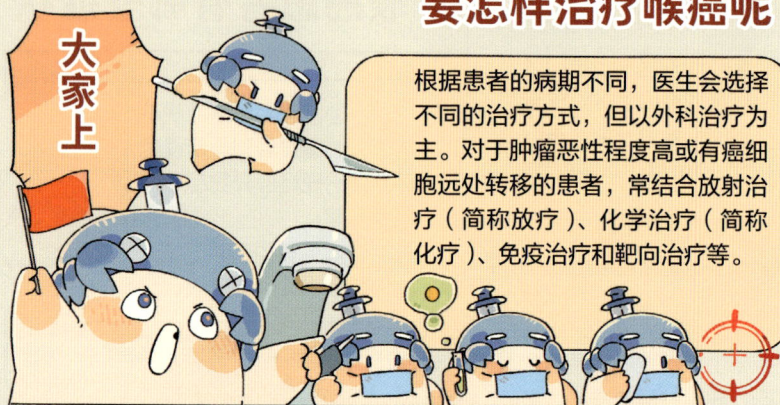

大家上

根据患者的病期不同，医生会选择不同的治疗方式，但以外科治疗为主。对于肿瘤恶性程度高或有癌细胞远处转移的患者，常结合放射治疗（简称放疗）、化学治疗（简称化疗）、免疫治疗和靶向治疗等。

患者手术后能否讲话，取决于能否早期发现喉癌并及时治疗。

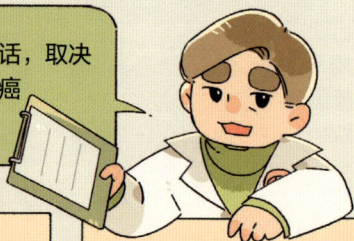

部分喉切除或者放射治疗都可以保留患者的喉功能；晚期患者可能需要全喉切除。
因此，早期发现喉癌很重要。

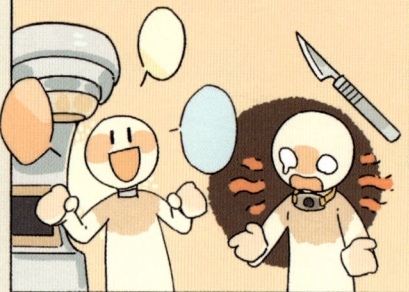

喉全切除术后，患者也可以通过喉发音重建术或者电子喉、人工喉实现发音功能。

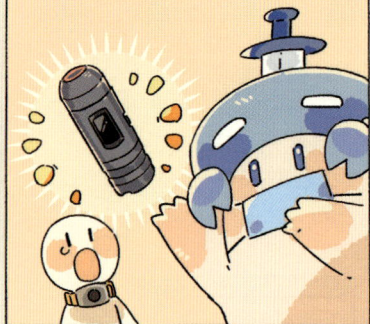

怎么预防喉癌

早期喉癌预后比较好，治疗后 5 年生存率可达 70% 以上。

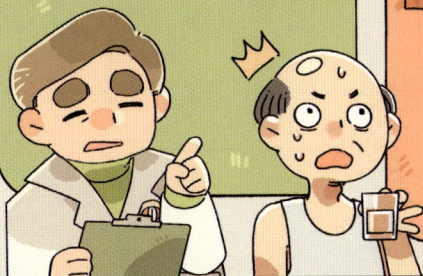

越早发现病变，喉功能保留得越好，生存期可能越长。癌细胞已转移的淋巴结数量越多、体积越大，5 年生存率越低。因此远离致癌因素依然很重要。

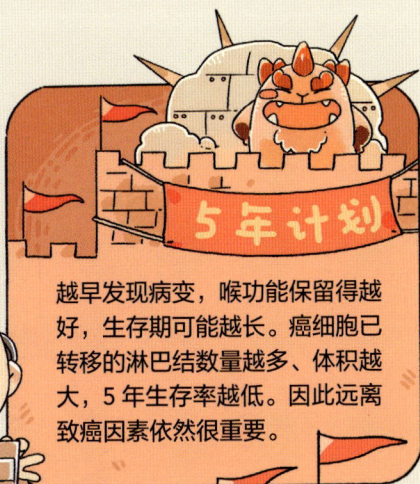

由于病因不明，尚未有确定性预防手段，目前主要针对危险因素进行预防。

如：戒除烟酒，避免接触放射线及有毒化学物质，避免人乳头状瘤病毒（HPV）感染，积极治疗癌前病变，有喉癌家族史者定期筛查等。

为了夺回宝贵的健康，你与医生的努力都是不可或缺的！

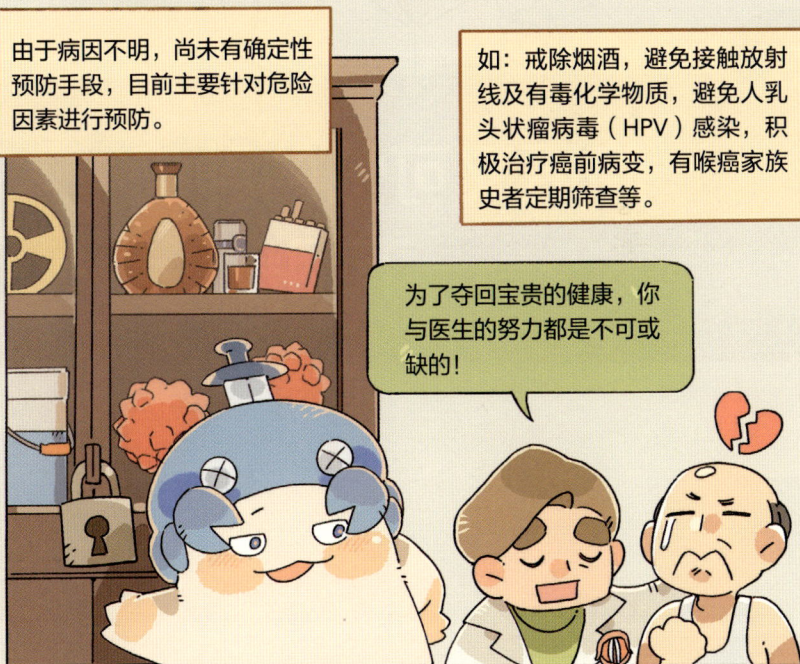

（刘宏伟）

015

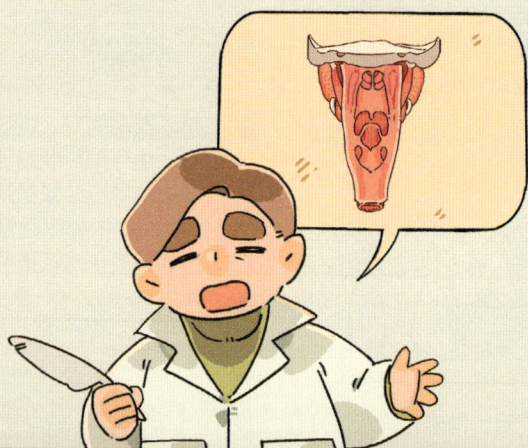

隐匿又可怕的肿瘤
——下咽癌

3

等一下，我的喉咙也痛，但是和你们说的有很多方面不一样啊！

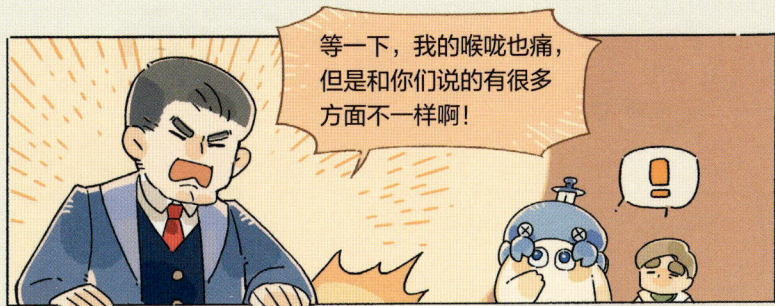

这位是张先生，因为工作原因吸烟、喝酒比较多，前些天颈部长了个疙瘩，也不痛，后来却越长越大，吞咽时还有不适感……

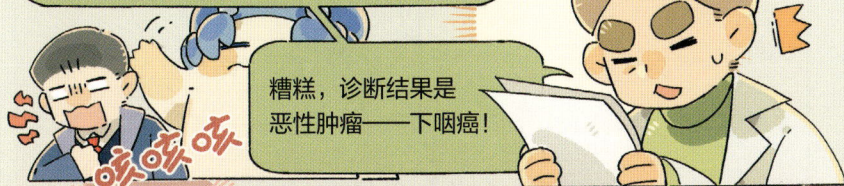

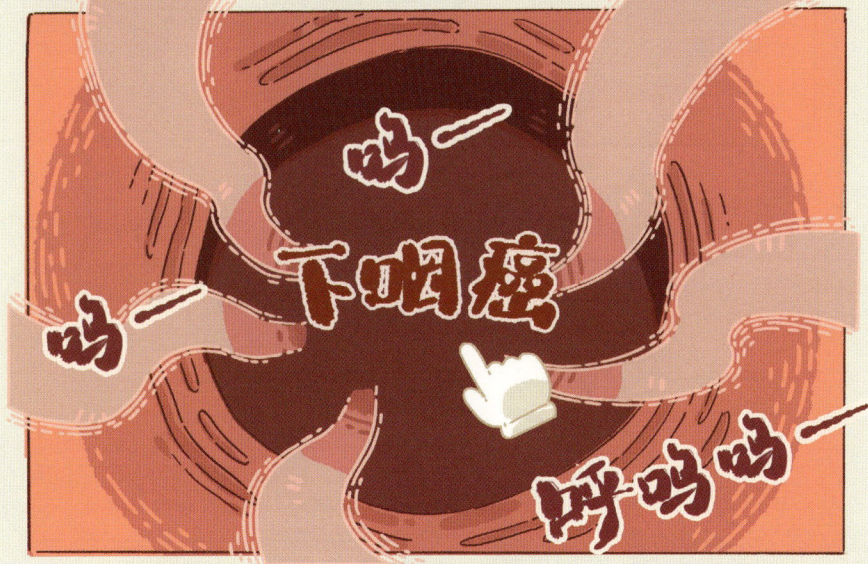

糟糕，诊断结果是恶性肿瘤——下咽癌！

呜——

呜——

下咽癌

呼呜呜——

隐匿又可怕的肿瘤 —— 下咽癌

下咽癌又称喉咽癌，是发生于下咽部的恶性肿瘤。

下咽是咽部的最下端，上端与喉相连，下端与食管相连，是食物与空气进入人体的重要通道，分为三个解剖区：环后区、梨状窝和下咽后壁。

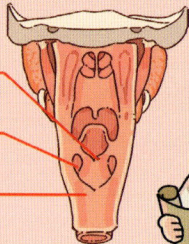

环后区

梨状窝

下咽后壁

紧张……

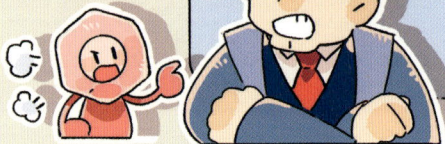

下咽癌发病率低，大部分为鳞状细胞癌，多发生于梨状窝处，其次为下咽后壁、环后区。

好发年龄为 50～70 岁，男性多于女性。其中，梨状窝及下咽后壁男性多患病，环后区女性多患病。

下咽癌的病因

下咽部属于人体获取食物的交通的要塞，进出的"物质"比较复杂，食物、水、空气等从这里进出，一些危险因素也通过持续刺激下咽部黏膜细胞，导致癌变。

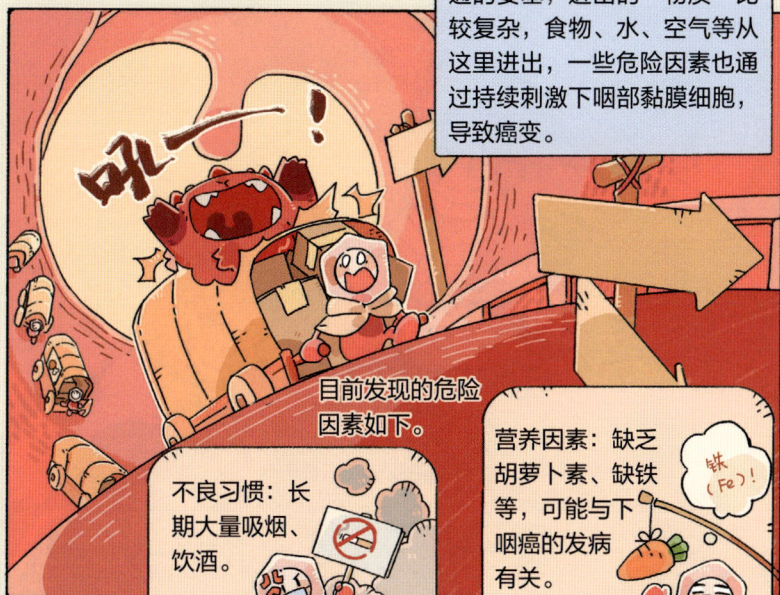

吼——！

目前发现的危险因素如下。

不良习惯：长期大量吸烟、饮酒。

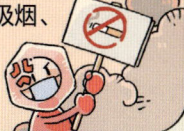

营养因素：缺乏胡萝卜素、缺铁等，可能与下咽癌的发病有关。

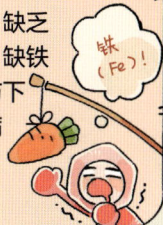

铁（Fe）！

感染因素：人类乳头状瘤病毒（HPV）感染。

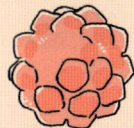

职业暴露：从事职业暴露于石棉、化学溶剂、多环芳烃、镍金属提炼、异丙醇、电离辐射、硫酸、木屑及皮革生产行业等。

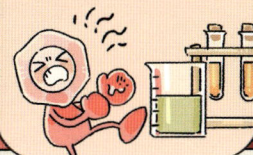

遗传因素：有恶性肿瘤家族史。

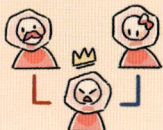

下咽癌患者有哪些症状

下咽癌有以下这些常见症状！

喉咽部异物感：常在进食后有食物残留感，可持续数月或数年。

吞咽疼痛：开始轻微，逐渐加重，可向一侧耳部扩散。

吞咽不畅：肿瘤增大到一定体积时会产生吞咽不畅感。

颈部肿块：约 1/3 患者以颈部肿块为首发症状就诊，所以，如果发现颈部肿块，要尽早到医院检查。

声音嘶哑：肿瘤侵犯喉内或喉返神经，常伴呼吸困难。

咳嗽或呛咳：肿瘤增大会影响吞咽，唾液或食物呛入气管会引起咳嗽或呛咳。

如何治疗下咽癌呢

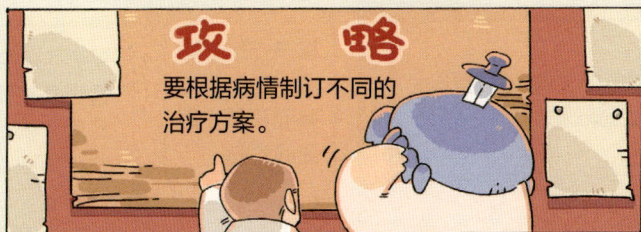

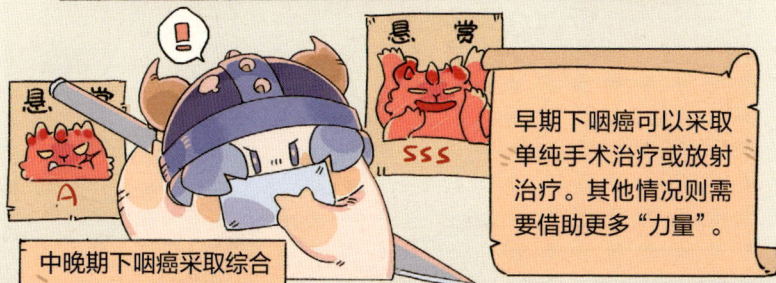

攻略
要根据病情制订不同的治疗方案。

早期下咽癌可以采取单纯手术治疗或放射治疗。其他情况则需要借助更多"力量"。

中晚期下咽癌采取综合治疗，即：诱导化疗、手术治疗、放射治疗、靶向治疗、免疫治疗等相结合的综合治疗方案。适合的病例全喉切除以后也可以进行发音重建术。

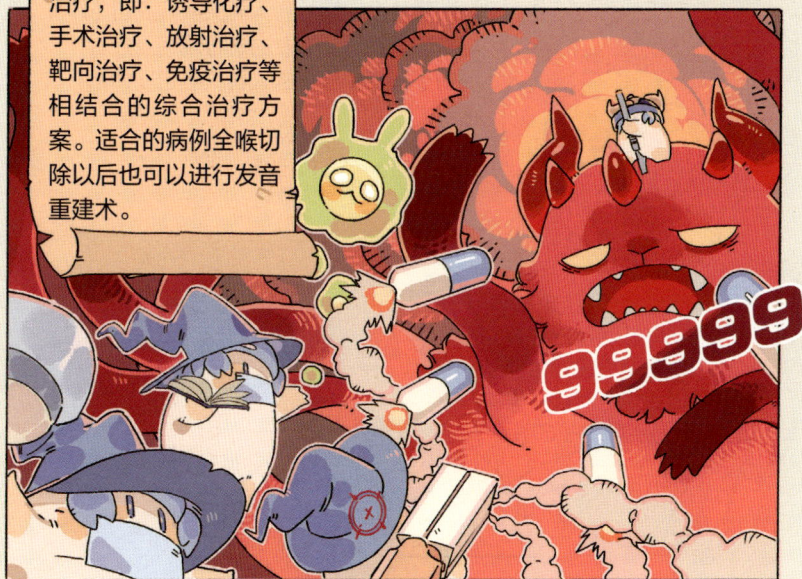

生活中需要注意什么

既然不想生病，就避开危险因素呀!

首先戒除烟酒，勿食用含有亚硝胺、霉菌的食物。

还要均衡饮食，适当补充微量元素，积极补铁预防缺铁性贫血。

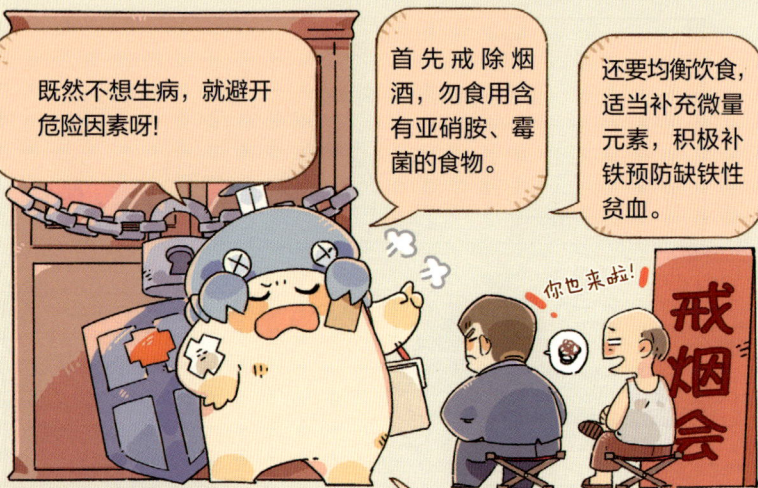

你也来啦!

戒烟会

要避免接触电离辐射和有害的化学物质，或接触时穿戴防护设备。

还要注意定期检查人乳头状瘤病毒（HPV），若感染病毒，要及时进行规范治疗。有下咽癌家族史的人群，应定期体检!

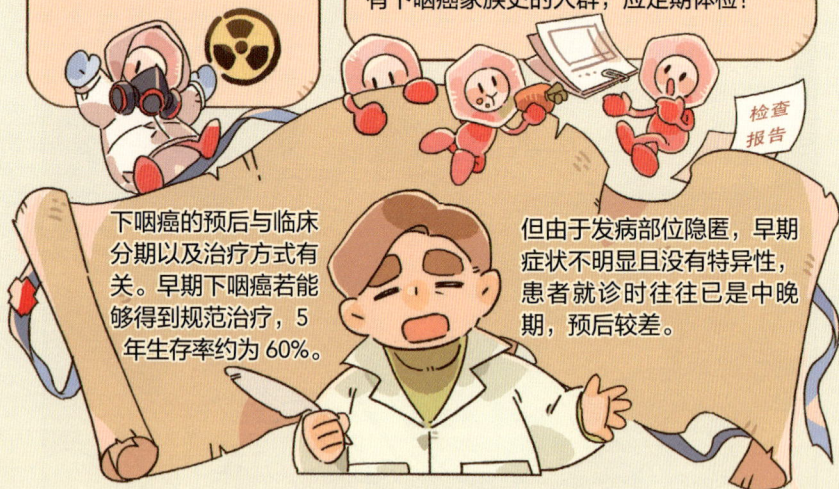

检查报告

下咽癌的预后与临床分期以及治疗方式有关。早期下咽癌若能够得到规范治疗，5年生存率约为60%。

但由于发病部位隐匿，早期症状不明显且没有特异性，患者就诊时往往已是中晚期，预后较差。

（刘宏伟）

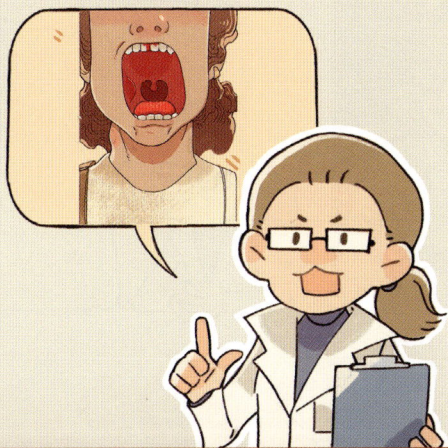

嘴巴里的肿瘤
——口腔癌

4

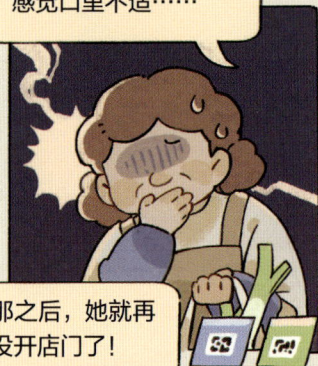

最近，菜店店主大妈感觉口里不适……

从那之后，她就再也没开店门了！

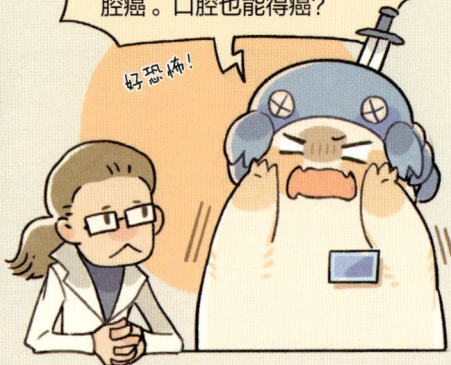

检查说是戴的义齿不合适，长期摩擦口腔导致患上了口腔癌。口腔也能得癌？

好恐怖！

什么是口腔癌？

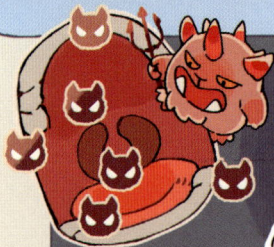

口腔癌是发生在口腔的恶性肿瘤的总称，在口腔的各个部位都有发生的可能性，按发病部位可分为：唇癌、舌癌、口底癌、牙龈癌、腭癌、颊癌等。

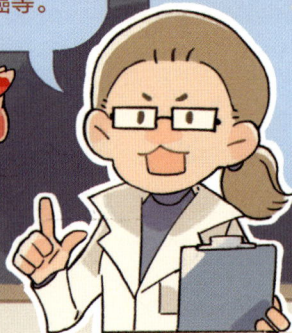

按病理类型分，大部分为鳞状细胞癌，在我国，40~60岁为高发年龄。

鳞状细胞！

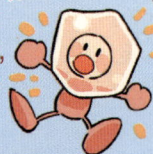

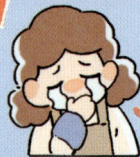

为什么会得口腔癌

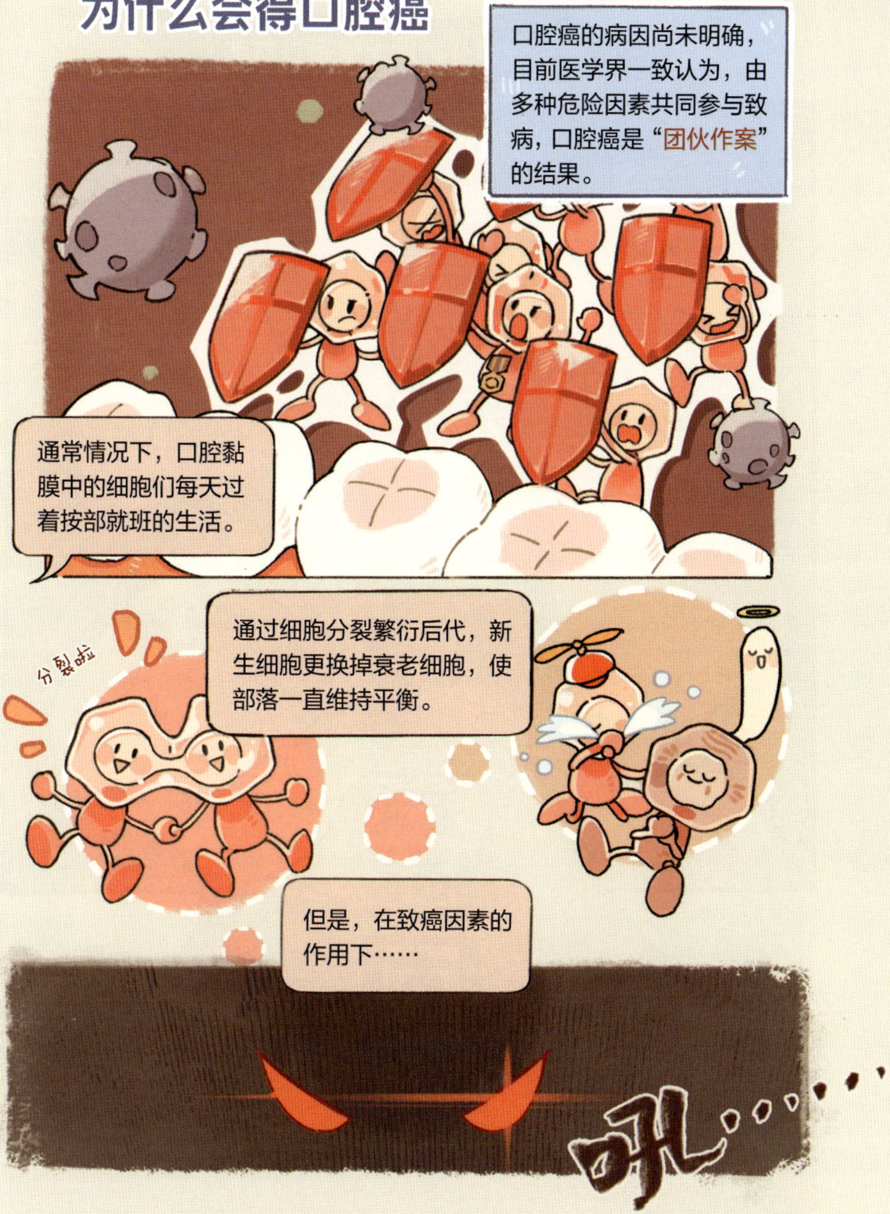

口腔癌的病因尚未明确，目前医学界一致认为，由多种危险因素共同参与致病，口腔癌是"团伙作案"的结果。

通常情况下，口腔黏膜中的细胞们每天过着按部就班的生活。

分裂啦

通过细胞分裂繁衍后代，新生细胞更换掉衰老细胞，使部落一直维持平衡。

但是，在致癌因素的作用下……

吼……

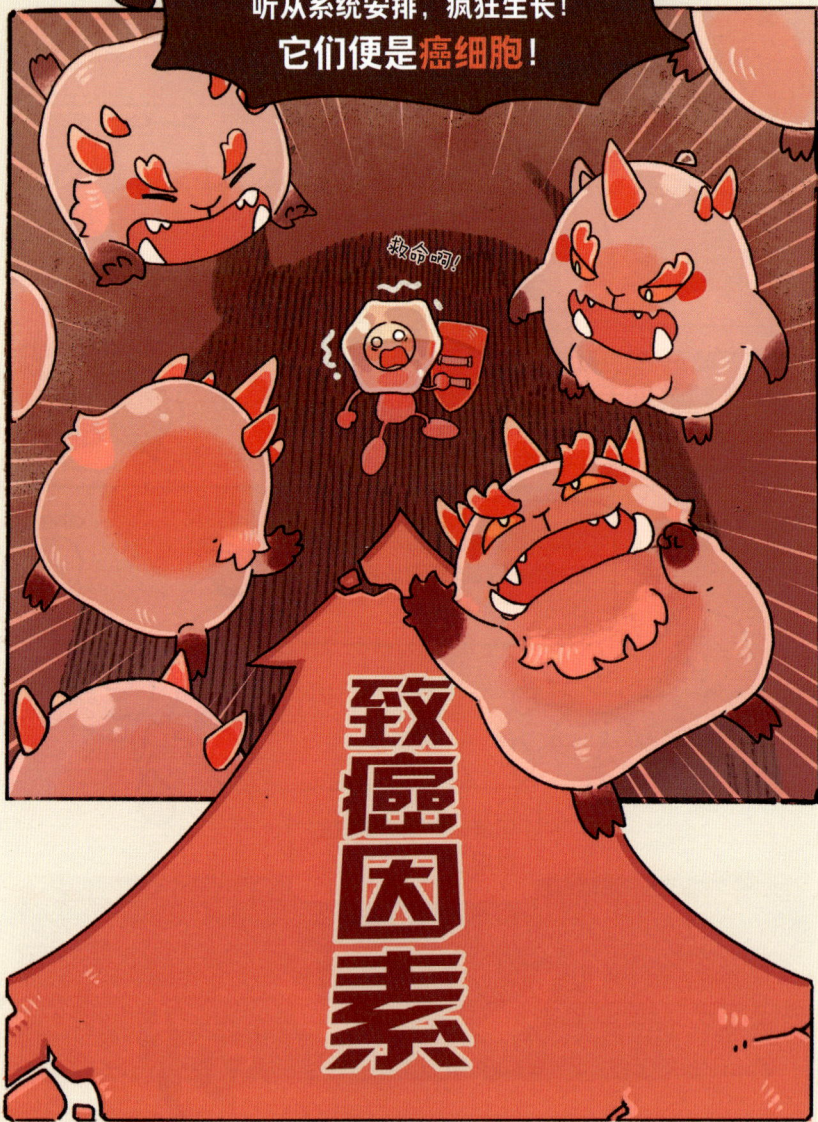

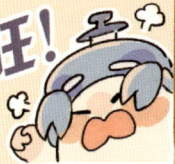

致癌因素不同

烟酒嗜好者，会提供我们可乘之机！

槟榔是世界卫生组织认定的一级致癌物，长期嚼食易致口腔癌！

口腔黏膜受锐利的牙尖、牙根、不合适的义齿长期刺激者，口腔卫生不良者，喜烫食者，口腔黏膜白斑、红斑、扁平苔藓等癌前病变者，患口腔癌的风险增加。

长期受大量紫外线和电离辐射照射的身体，可是我们喜欢的环境。

高危型 HPV 感染也会增加风险，HPV 是我们的好同谋！

维生素 A，微量元素铁、锌、砷等缺乏，与口腔癌的发生有一定关系。

口腔癌本身不是遗传性疾病，但如果家族中多人患口腔癌，后代及近亲的患病概率也会增加！

除外这些，心理、机体免疫、内分泌等出现问题，也可导致口腔癌发病率增加。

休得猖狂！

口腔癌患者有哪些症状

早期口腔癌患者可见口腔黏膜改变：出现红斑、白斑，黏膜表面粗糙；后续发展为肿块、溃疡或乳头状增生物。**尤其要注意以下症状。**

口腔无明显原因反复出血。

不明原因的肿物、斑块、溃疡较长时间不能愈合。

严重的口腔癌患者常出现说话或吞咽困难，或伴有张口受限。

无明显原因口腔出现疼痛、麻木、灼热或干燥感。

口腔和颈部不明原因出现肿胀和淋巴结肿大。

如果有这些症状，一定要留心，请尽早就医！

怎么治疗口腔癌

针对不同敌情有不同打法，根据口腔癌类型与分期的不同，有不同的治疗方案。目前主要采用以外科手术为主的综合序列治疗。

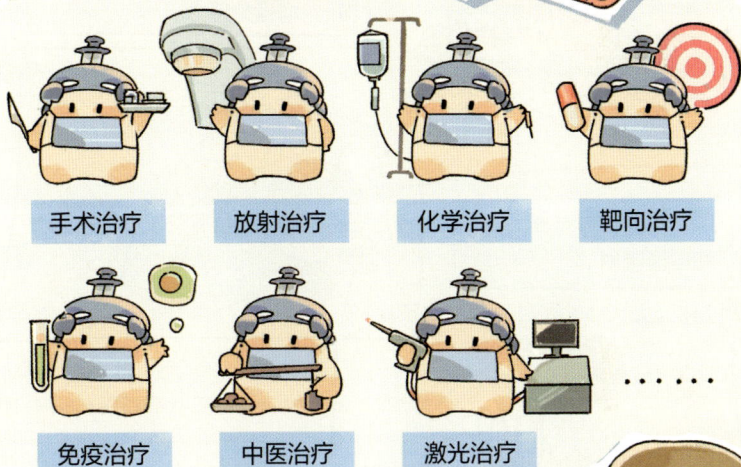

手术治疗　　放射治疗　　化学治疗　　靶向治疗

免疫治疗　　中医治疗　　激光治疗　　……

早期口腔癌患者单独进行手术治疗或放射治疗，效果均不错，中晚期则采用以手术治疗为主的综合治疗，如外科手术治疗与放射治疗、化学治疗、靶向治疗、免疫治疗相结合等。

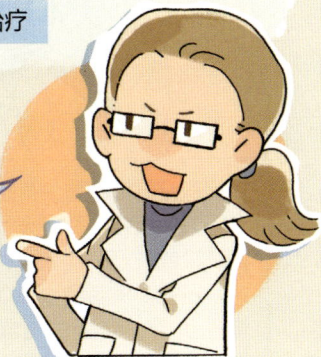

如何预防口腔癌

正如前面所说，口腔癌的病因尚未明确，目前也主要针对危险因素进行预防。

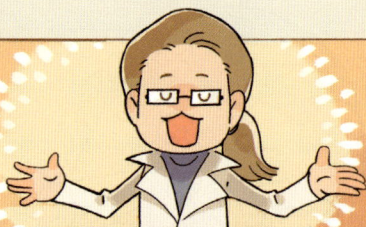

生活习惯：戒除烟酒；勿嚼食槟榔；不吃过烫、刺激性过强的食物；加强锻炼，均衡营养，增强免疫力。

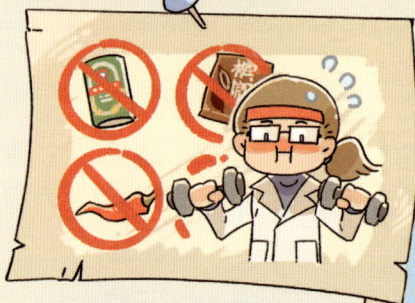

环境方面：避免紫外线和电离辐射。

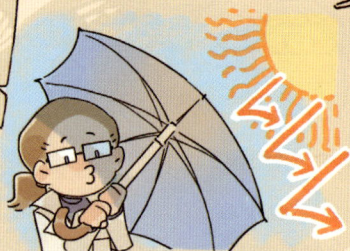

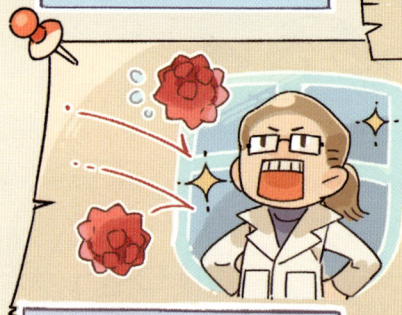

预防人乳头状瘤病毒（HPV）感染。

保持良好的口腔卫生；定期进行口腔检查，及时拔除牙齿残根或残冠、磨除锐利牙尖，避免不良刺激；有口腔慢性炎症、黏膜白斑或红斑、扁平苔藓等疾病要积极治疗。

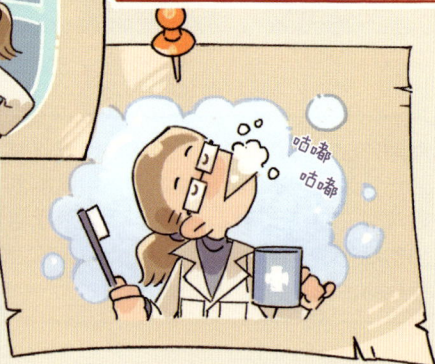

咕嘟
咕嘟

（刘宏伟）

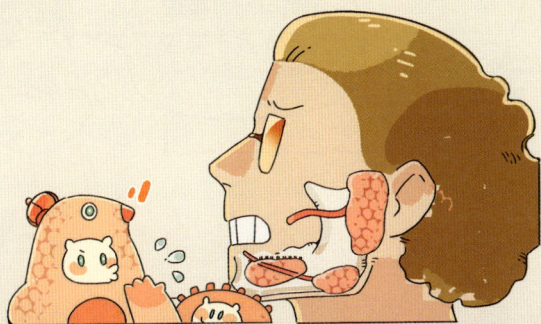

5

常以包块形式存在的肿瘤
——涎腺肿瘤

老王洗脸时发现耳垂下方有个包块。

去医院检查说是涎腺肿瘤，这是什么病？

很有可能是腮腺肿瘤，属于涎腺肿瘤的一种。

Hi

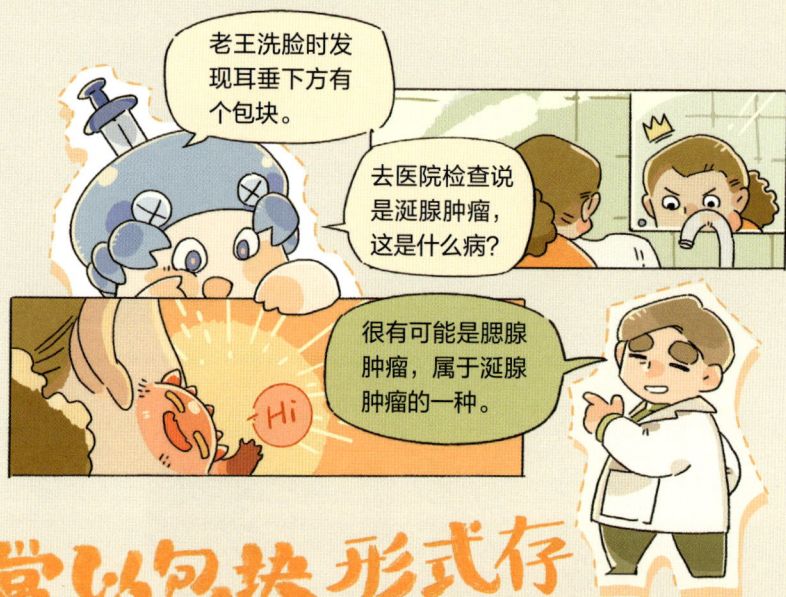

常以包块形式存在的肿瘤——涎腺肿瘤

唾液腺又称涎腺，人体比较大的涎腺有三对：腮腺、颌下腺和舌下腺；小涎腺为分布在口腔黏膜的众多小腺体。

涎腺的作用是分泌唾液，在这些腺体中出现的肿瘤，叫作涎腺肿瘤。

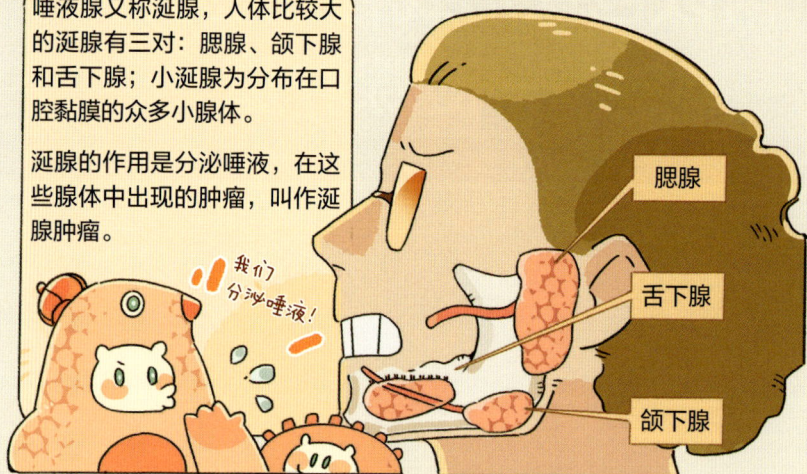

我们分泌唾液！

腮腺

舌下腺

颌下腺

涎腺肿瘤的发病情况

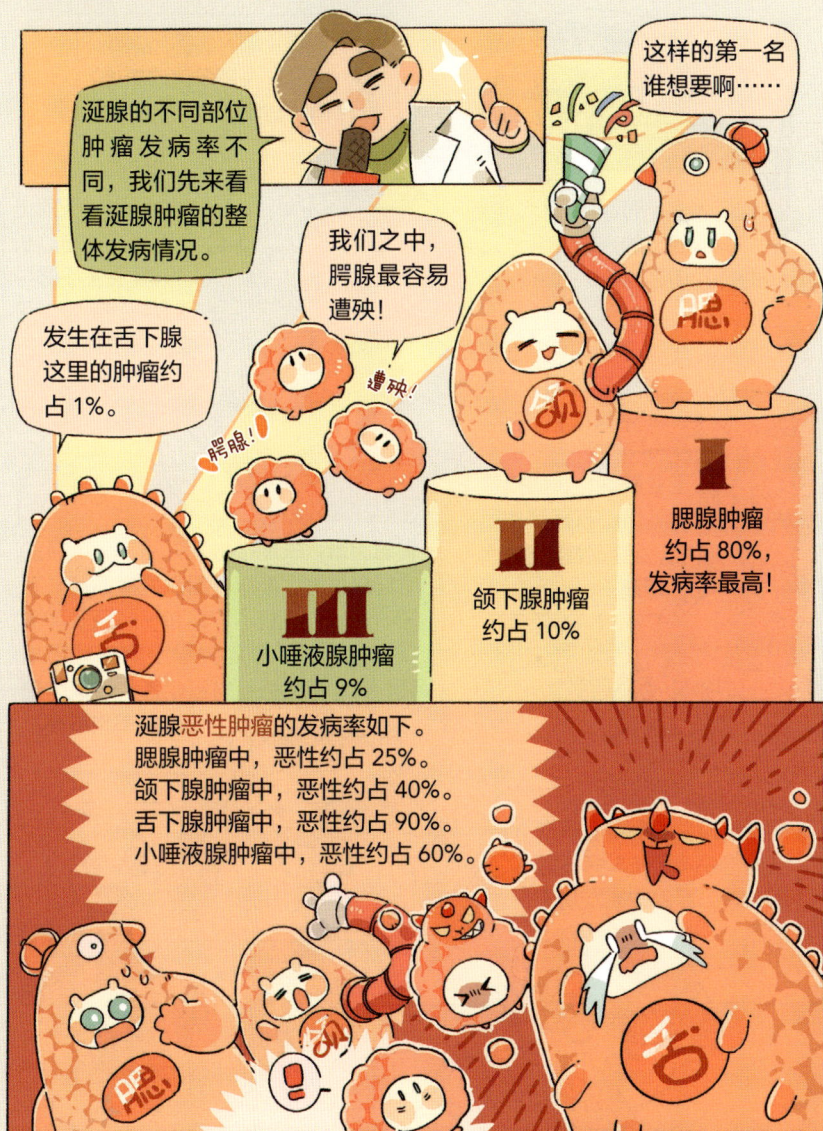

涎腺的不同部位肿瘤发病率不同，我们先来看看涎腺肿瘤的整体发病情况。

这样的第一名谁想要啊……

我们之中，腭腺最容易遭殃！

发生在舌下腺这里的肿瘤约占1%。

腭腺！

遭殃！

Ⅰ
腮腺肿瘤约占80%，发病率最高！

Ⅱ
颌下腺肿瘤约占10%

Ⅲ
小唾液腺肿瘤约占9%

涎腺恶性肿瘤的发病率如下。
腮腺肿瘤中，恶性约占25%。
颌下腺肿瘤中，恶性约占40%。
舌下腺肿瘤中，恶性约占90%。
小唾液腺肿瘤中，恶性约占60%。

为什么会得涎腺肿瘤

——涎腺肿瘤的病因尚未明确，目前认为是多种因素综合作用的结果。

遗传因素：有涎腺肿瘤家族史的人群更招我们喜欢！

慢性刺激：长期进食刺激性食物、长期口腔卫生不好导致食物残留等，可增加发病率！

不良习惯：长期吸烟、大量饮酒，人类真是不汲取教训呢。

工业暴露：长期接触镍、铬、石棉等物质者，涎腺肿瘤发病率增高。

辐射因素：长期接触紫外线、大量接触电离辐射者，涎腺肿瘤发病率增高。有报道表示，在日本广岛和长崎原子弹轰炸幸存者中，涎腺肿瘤发病率明显增高；头颈部接受放射治疗者，涎腺肿瘤发病率也增高。

病毒感染：腺病毒、多形性腺瘤病毒及 EB 病毒等感染者，涎腺肿瘤发病率增高。

其他因素：内分泌异常、免疫力低下、营养不良等，可能是涎腺肿瘤的诱因。

涎腺肿瘤患者都有什么症状

涎腺肿瘤患者的症状，与肿瘤的类型、发生部位有关。

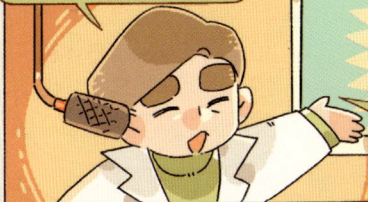

Hi

涎腺良性肿瘤多为无痛性肿块，呈圆形或结节状，表面光滑，界限清楚，活动度好，生长缓慢，无功能障碍。部分低度恶性肿瘤患者早期症状与良性肿瘤患者相似。

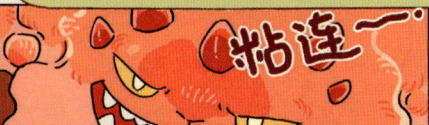

粘连~

恶性肿瘤则出现肿块疼痛、粘连、活动度差、生长较快，甚至导致患者神经功能障碍，常出现下列症状。

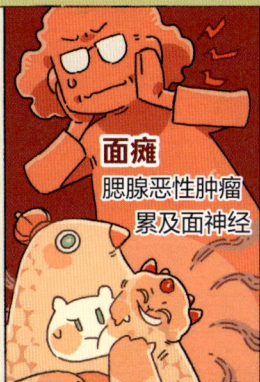

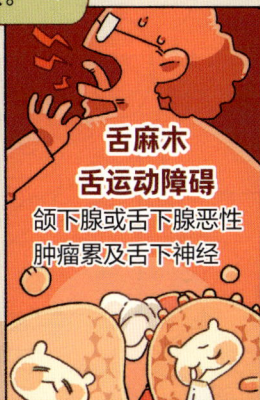

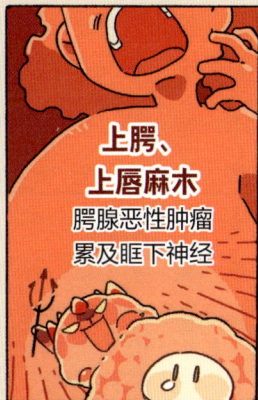

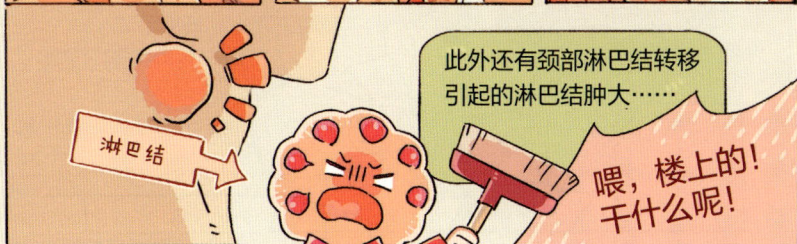

面瘫
腮腺恶性肿瘤
累及面神经

舌麻木
舌运动障碍
颌下腺或舌下腺恶性
肿瘤累及舌下神经

上腭、
上唇麻木
腭腺恶性肿瘤
累及眶下神经

淋巴结

此外还有颈部淋巴结转移引起的淋巴结肿大……

喂，楼上的！
干什么呢！

如何治疗涎腺肿瘤

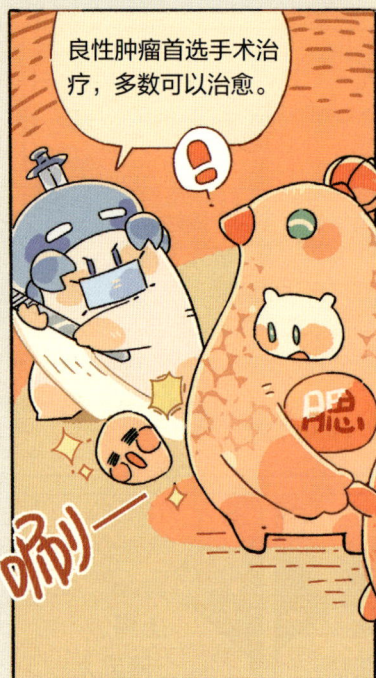

良性肿瘤首选手术治疗，多数可以治愈。

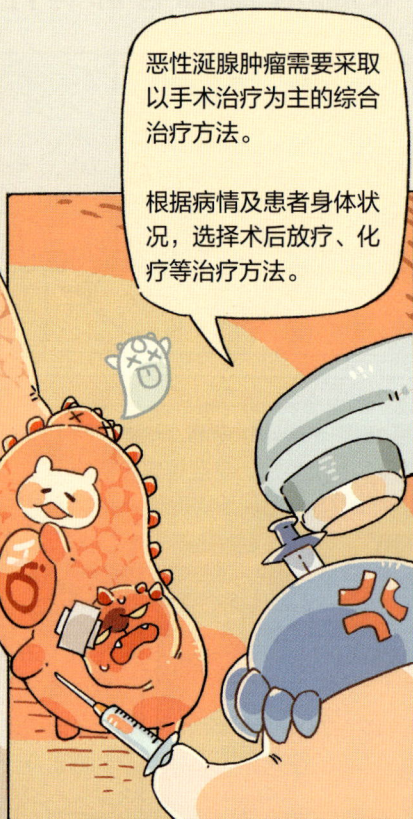

恶性涎腺肿瘤需要采取以手术治疗为主的综合治疗方法。

根据病情及患者身体状况，选择术后放疗、化疗等治疗方法。

啊刂——

涎腺恶性肿瘤早期基本上是可以治愈的。某些涎腺恶性肿瘤通过放射治疗可降低术后复发率。

治疗后近期生存率较高，但远期生存率则持续下降。3、5、10年生存率明显递减。

亡羊补牢，终究比不上防患未然。

生活中如何预防

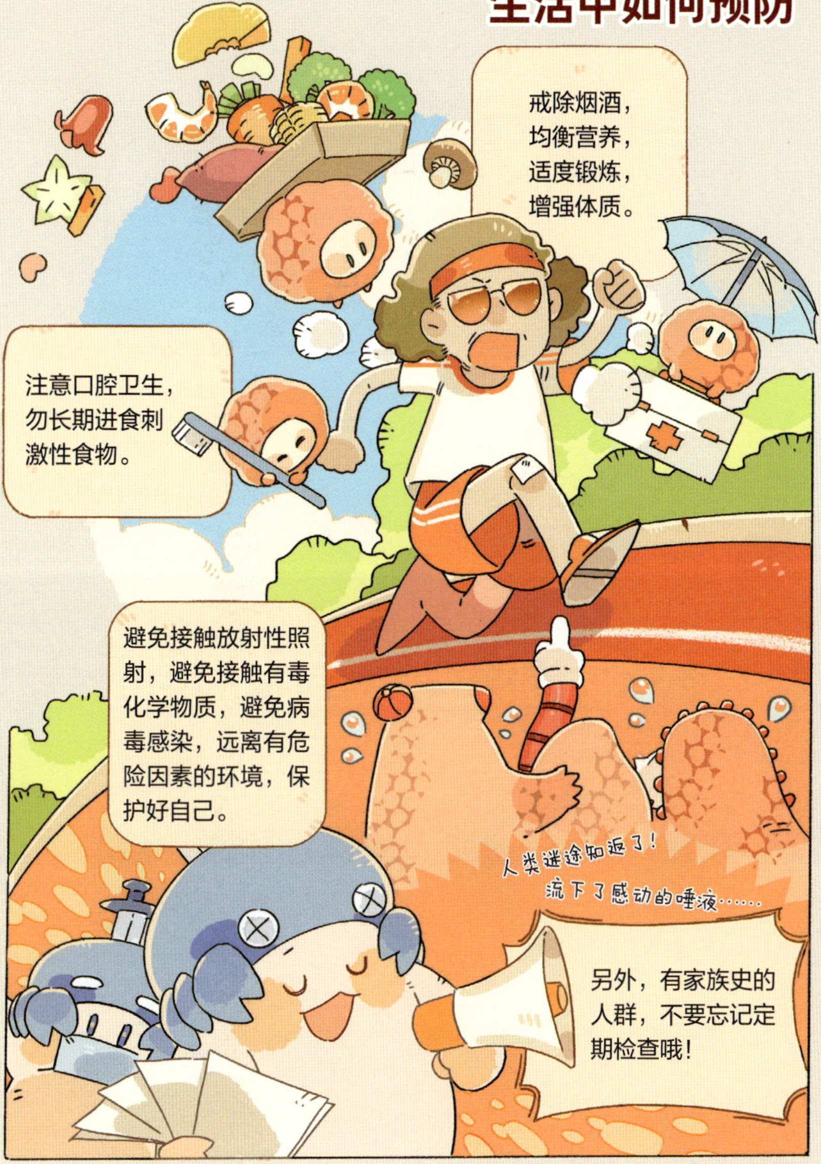

戒除烟酒，
均衡营养，
适度锻炼，
增强体质。

注意口腔卫生，
勿长期进食刺
激性食物。

避免接触放射性照
射，避免接触有毒
化学物质，避免病
毒感染，远离有危
险因素的环境，保
护好自己。

人类迷途知返了！
流下了感动的唾液……

另外，有家族史的
人群，不要忘记定
期检查哦！

（谷京城　李辉）

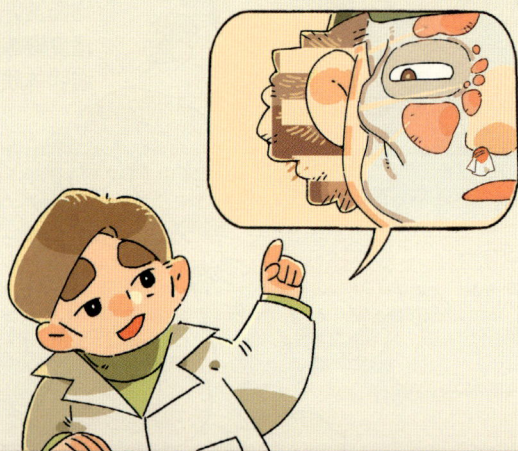

发病部位隐匿的肿瘤——上颌窦癌

在家具厂工作的老王，最近发现右脸又肿又痛还有些麻木感，牙齿也有麻木感，他一直有一侧鼻塞，以为是鼻炎，便没太在意。

最近几天出现鼻出血才有点害怕，在家人反复催促下去了医院，检查说是上颌窦癌！什么是上颌窦癌？

发病部位隐匿的肿瘤 —— 上颌窦癌

人的鼻腔周围有四对含气的骨质空腔叫作鼻窦，分别是：上颌窦、筛窦、额窦、蝶窦。

上颌窦位于上颌骨内，呈锥形，是鼻窦中最大的一对。

额窦

筛窦

蝶窦

上颌窦

发生于上颌窦黏膜的恶性肿瘤叫作上颌窦癌，其中以鳞癌最为多见，好发于 40～60 岁，男性多于女性。

为什么会得上颌窦癌

上颌窦癌的病因尚未明确，目前认为可能是由多种危险因素协同作用导致的。细胞原本都很守规矩，乖巧且听话，可是……

上颌窦公寓

由于一些危险因素的出现，部分细胞在分裂过程中受到干扰，出现了错误……

命运从此发生转折，细胞不断增殖。它们未长成熟，但是增生能力却很强。积累到一定量时，便成了癌症。

不良习惯：吸烟、饮酒。

职业因素：长期接触粉尘，金属镍、铬及甲醛等有毒物质。

长期慢性炎症刺激：如鼻腔炎症或口腔残根拔除后出现漏，导致上颌窦炎症。

良性肿瘤恶变：如鼻息肉或鼻内翻性乳头状瘤反复发作。

病毒感染：高危型人类乳头瘤病毒（HPV）感染。

接触放射性物质。

上颌窦癌患者的症状有哪些

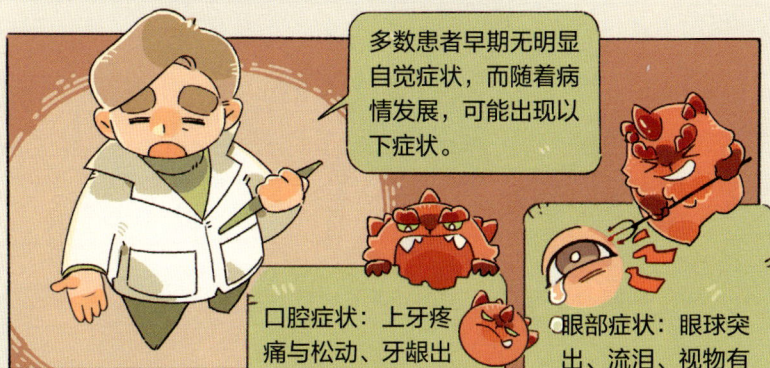

多数患者早期无明显自觉症状，而随着病情发展，可能出现以下症状。

口腔症状：上牙疼痛与松动、牙龈出血、张口困难。

眼部症状：眼球突出、流泪、视物有重影。

牙怎么好像在晃？

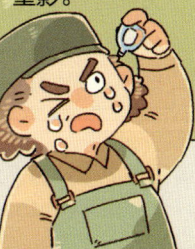

鼻部症状：鼻塞、鼻出血、嗅觉减退。

嚏！

患者晚期可出现颈部淋巴结肿大。

其他症状：耳痛、头痛（肿瘤侵犯颅底）。

我可不要变成那样！医生快救救我！

面部症状：面颊肿痛、皮肤麻木。

怎么治疗上颌窦癌

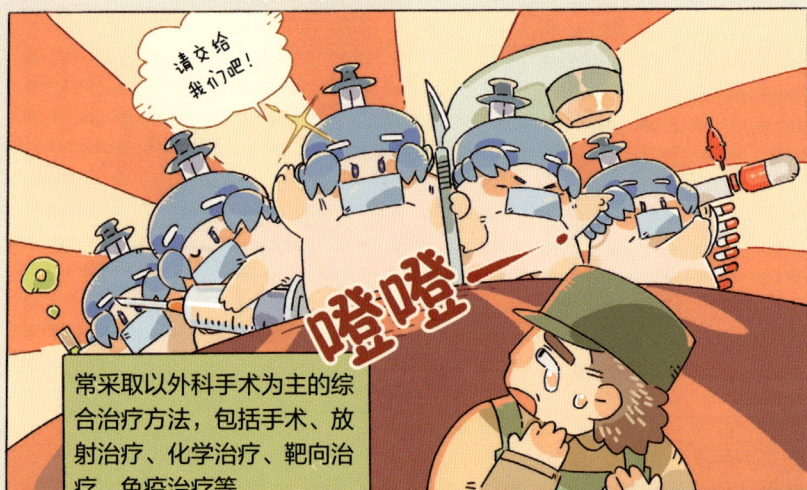

常采取以外科手术为主的综合治疗方法，包括手术、放射治疗、化学治疗、靶向治疗、免疫治疗等。

患者早期以手术治疗为主，治愈率可达60%。

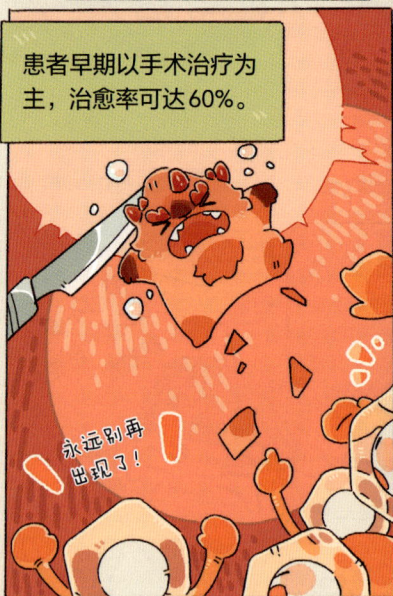

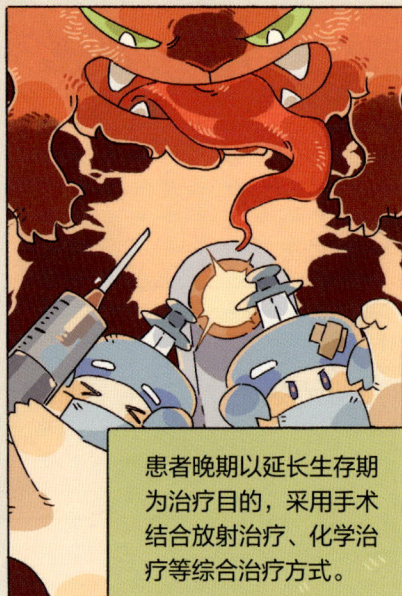

患者晚期以延长生存期为治疗目的，采用手术结合放射治疗、化学治疗等综合治疗方式。

如何预防上颌窦癌

如前所述，上颌窦癌患者的生存期与是否早期被发现有密切关系。

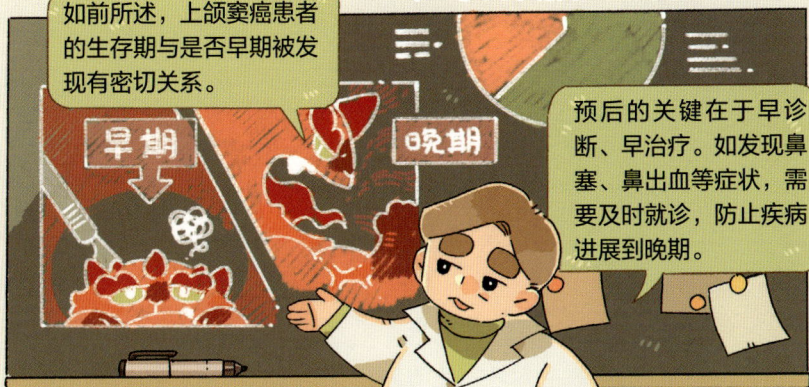

早期

晚期

预后的关键在于早诊断、早治疗。如发现鼻塞、鼻出血等症状，需要及时就诊，防止疾病进展到晚期。

由于病因不明，尚未有确定性的预防手段，目前主要针对以下危险因素进行预防。

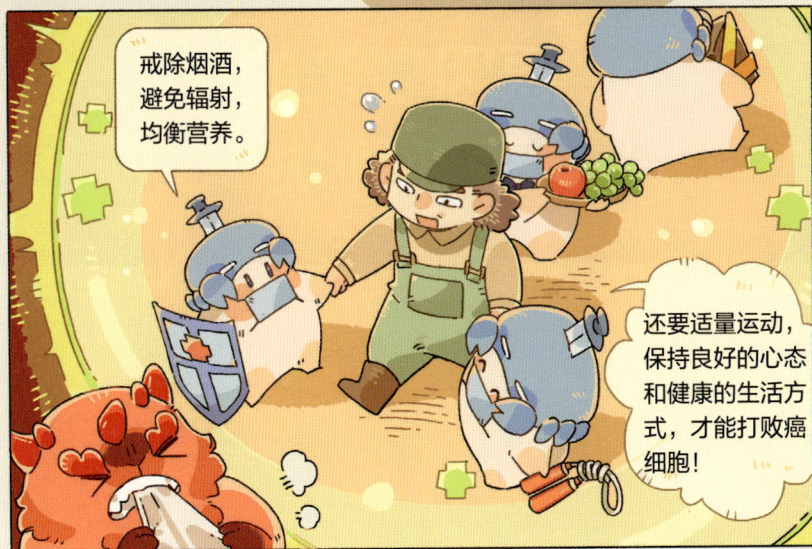

戒除烟酒，避免辐射，均衡营养。

还要适量运动，保持良好的心态和健康的生活方式，才能打败癌细胞！

（刘宏伟）

043

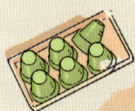

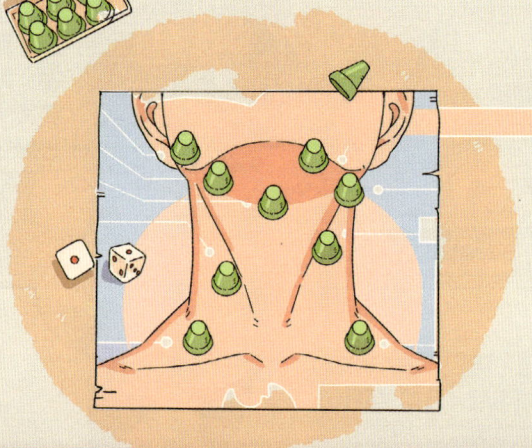

7

原因复杂的
颈部肿块

邻居张大爷前些天洗澡时，发现脖子靠锁骨位置有个肿块。

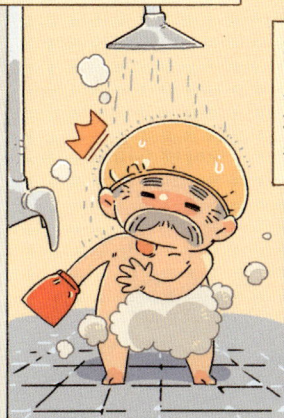

俺啥毛病都没有！

张大爷没在意，但是女儿不放心，认为颈部肿块不可大意，带着张大爷到医院进行检查。

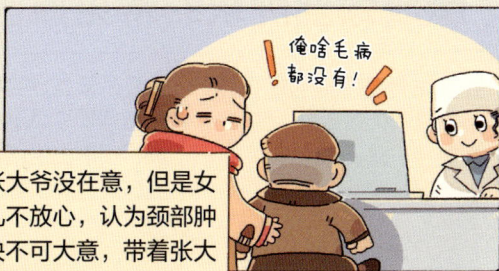

颈部肿块会是什么呢？

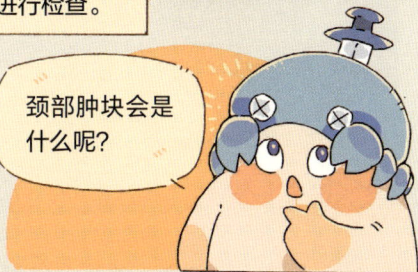

原因复杂的颈部肿块

颈部的组织结构比较密集，包括咽、喉、气管、食管、甲状腺、颈椎、大血管、神经、淋巴结，颈根部还有胸膜顶与肺尖等……
造成颈部肿块的原因比较复杂。

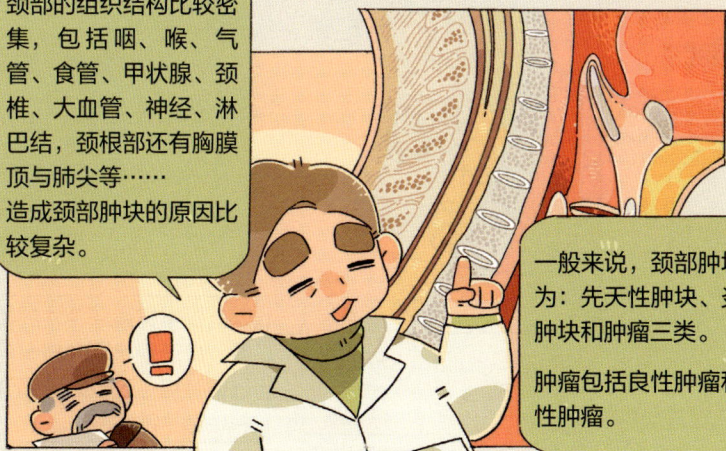

一般来说，颈部肿块分为：先天性肿块、炎性肿块和肿瘤三类。
肿瘤包括良性肿瘤和恶性肿瘤。

造成颈部肿块的常见原因有哪些

我是先天性颈部肿块！包括甲状舌管囊肿、鳃裂囊肿、囊状水瘤等！

我是颈部炎性肿块！包括急慢性颈淋巴结炎、颈淋巴结结核及涎腺炎性肿块等！

我是颈部良性肿瘤！包括颈部脂肪瘤、颈部纤维瘤、颈动脉体瘤、涎腺混合瘤、颈部神经鞘瘤等！

本大爷是颈部恶性肿瘤！包括涎腺原发恶性肿瘤、颈部恶性淋巴瘤、颈部转移癌等！

腮腺肿瘤

颌下腺肿瘤

甲状舌管囊肿

鳃裂囊肿

脂肪瘤

口腔癌或扁桃体癌转移

鼻咽癌转移

喉癌、下咽癌转移

肺、肝、乳房、胃肠及生殖系统、泌尿系统等恶性肿瘤转移

以上是常见颈部肿块的位置，由于甲状腺肿瘤有自己的特点，一般讨论颈部肿块时不包括在内。

阿嚏！

以下几类颈部肿块表现不一样

从肿块病程长短来看，有"3个7"规律。

发病在7周~7个月的，肿瘤的可能性大！

发病时间在7天内，而且有发热症状，炎症可能性较大。

发病在7年以上，先天性疾病的可能性大。

另外，还有"4个8"规律。

在成人颈部肿块中，肿瘤占80%；在肿瘤中，恶性肿瘤占80%。

在恶性肿瘤中，转移性恶性肿瘤占80%；在转移性恶性肿瘤中，头颈转移性恶性肿瘤占80%。

从肿块的质地来看

坚硬的多数为恶性肿瘤！

触摸起来较软的多为良性肿瘤！

注意！
如果是搏动性肿块，可能是血管病变，千万别刺破，以防出血！

颈部肿块太复杂了！患者还会有哪些症状呢

当然，仅靠前面所说的来做肿块鉴别是不够的，得参考患者年龄、肿块位置等因素，还要做超声、计算机断层扫描（CT）、磁共振成像（MRI）等检查。最终确诊还需要进行病理检查等。

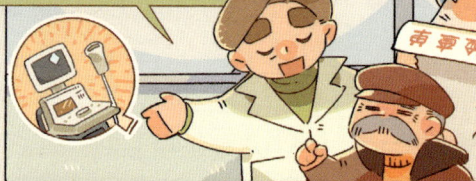

由于颈部肿块涉及疾病的种类较多，情况非常复杂，建议及早就医，这里说说患者的几种常见症状。

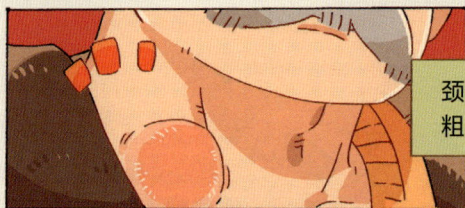

颈部症状：自觉颈部增粗，或发现包块。

局部疼痛：炎性肿块有局部红、肿、热、痛的症状。

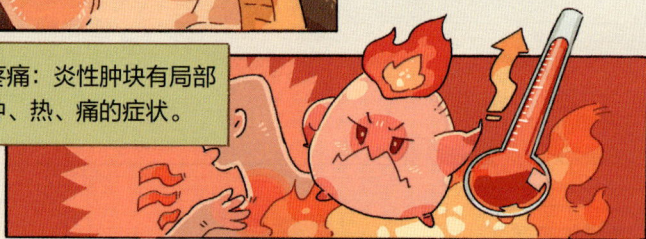

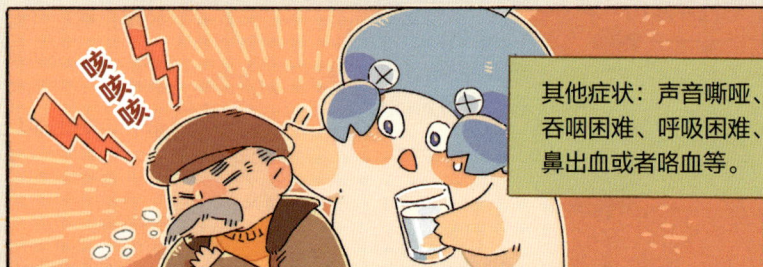

其他症状：声音嘶哑、吞咽困难、呼吸困难、鼻出血或者咯血等。

怎么治疗颈部肿块

先要确诊是哪种疾病，根据疾病来制订治疗方案，总的来说，要早诊断、早治疗。一定要重视！

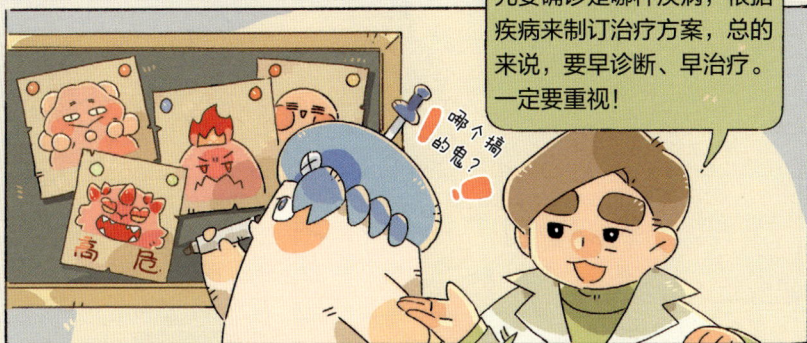

炎性肿块，进行抗炎治疗即可。

先天性肿块及良性肿块，择期手术切除。

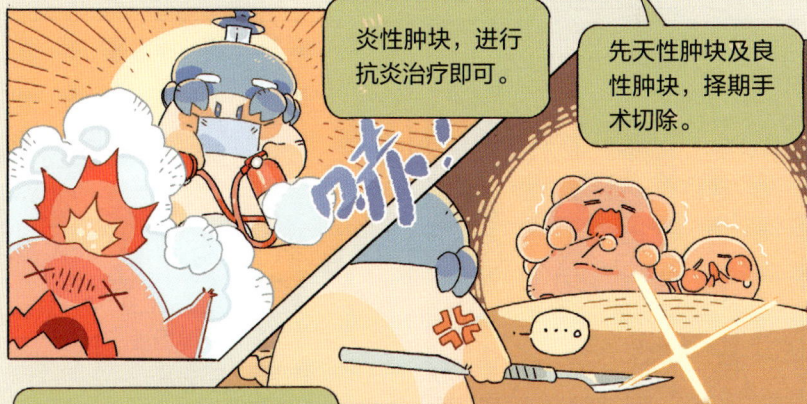

恶性肿瘤需根据肿瘤来源、转移情况、病理类型、患者身体状况等制订不同的治疗方案。

如：手术治疗、放射治疗、手术加放疗、放疗加化疗及免疫治疗和靶向治疗等。

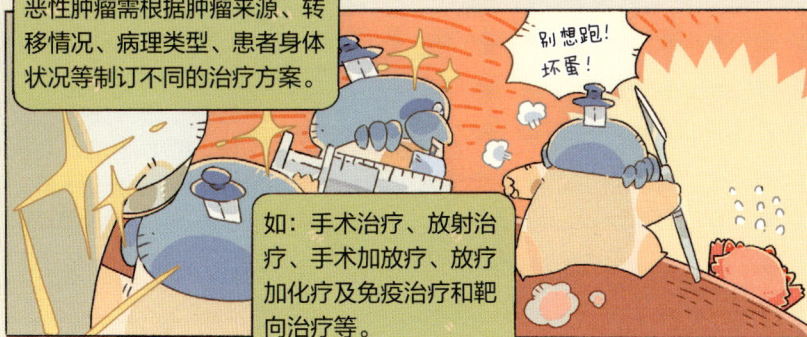

怎么预防颈部肿块

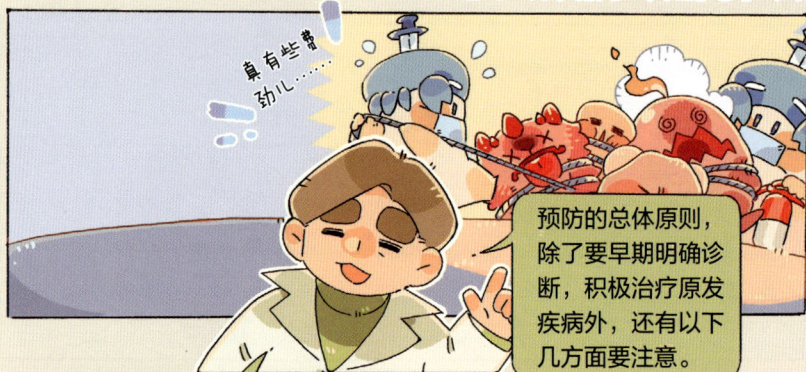

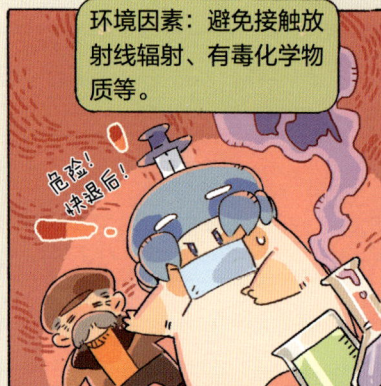

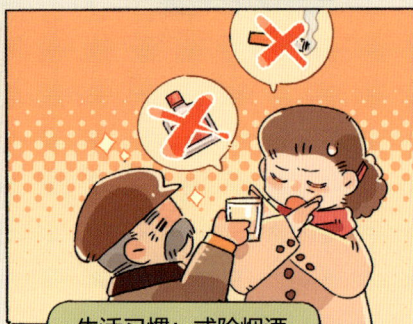

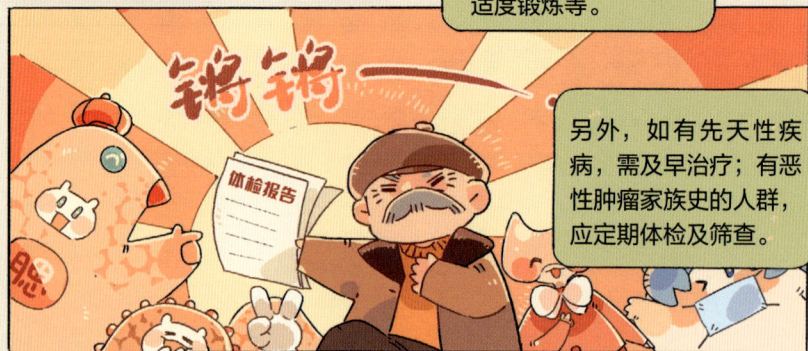

预防的总体原则，除了要早期明确诊断，积极治疗原发疾病外，还有以下几方面要注意。

环境因素：避免接触放射线辐射、有毒化学物质等。

生活习惯：戒除烟酒、规律作息、均衡营养、适度锻炼等。

另外，如有先天性疾病，需及早治疗；有恶性肿瘤家族史的人群，应定期体检及筛查。

（冷辉　李剑）

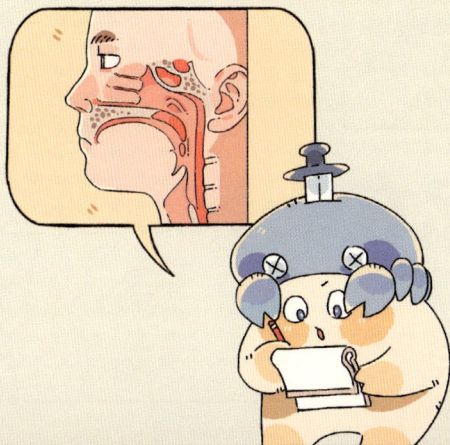

8

位置深在的肿瘤
——鼻咽癌

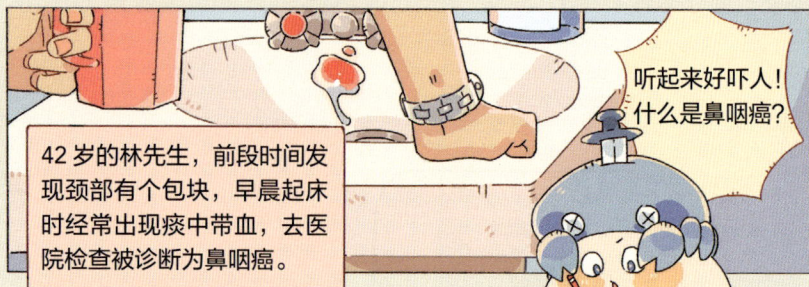

42岁的林先生，前段时间发现颈部有个包块，早晨起床时经常出现痰中带血，去医院检查被诊断为鼻咽癌。

听起来好吓人！什么是鼻咽癌？

位置深在的肿瘤
——鼻咽癌

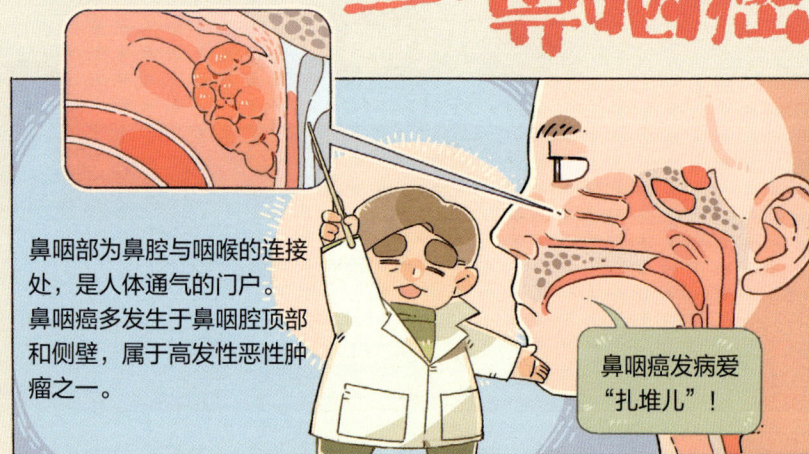

鼻咽部为鼻腔与咽喉的连接处，是人体通气的门户。鼻咽癌多发生于鼻咽腔顶部和侧壁，属于高发性恶性肿瘤之一。

鼻咽癌发病爱"扎堆儿"！

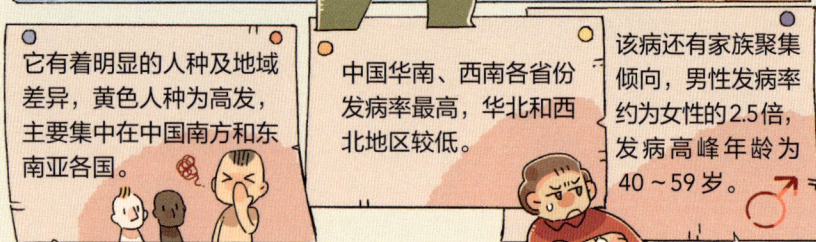

它有着明显的人种及地域差异，黄色人种为高发，主要集中在中国南方和东南亚各国。

中国华南、西南各省份发病率最高，华北和西北地区较低。

该病还有家族聚集倾向，男性发病率约为女性的2.5倍，发病高峰年龄为40～59岁。

为什么会得鼻咽癌

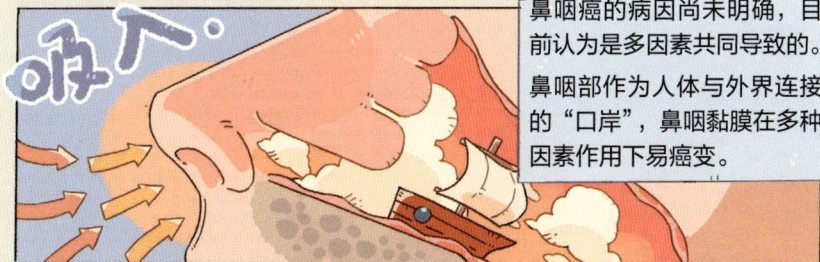

吸入

鼻咽癌的病因尚未明确，目前认为是多因素共同导致的。鼻咽部作为人体与外界连接的"口岸"，鼻咽黏膜在多种因素作用下易癌变。

其中之一便是病毒！研究显示，EB病毒（人类疱疹病毒）与鼻咽癌的发生有明确关联性。

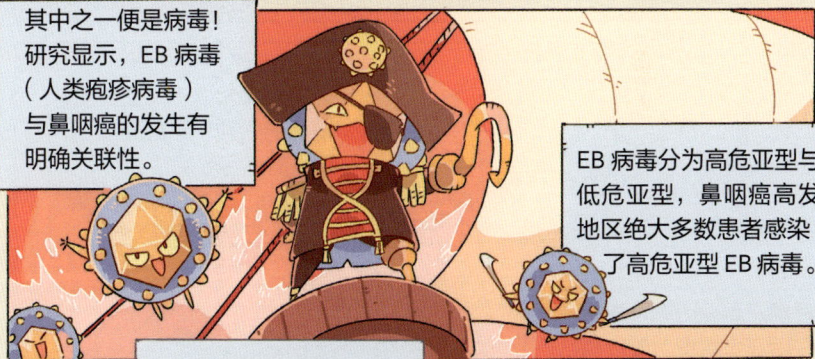

EB病毒分为高危亚型与低危亚型，鼻咽癌高发地区绝大多数患者感染了高危亚型EB病毒。

EB病毒主要通过唾液传播，感染率很高，我国90%以上的成人都有过感染，可能与不分餐的进餐习惯有关。一旦感染病毒，便终身携带。

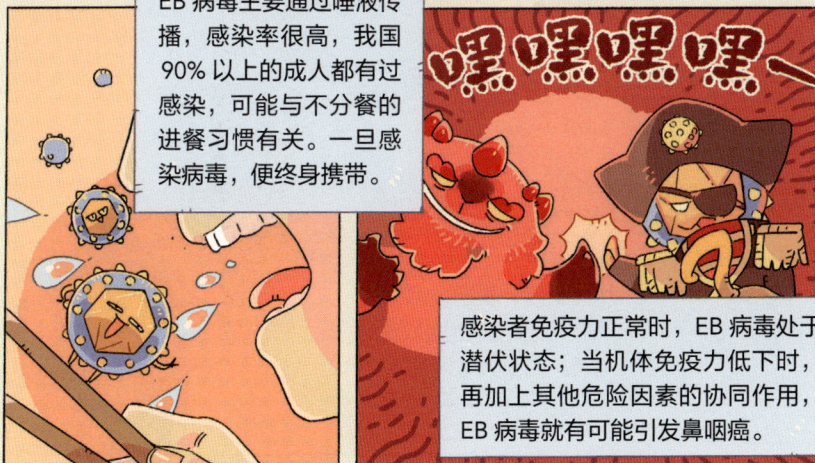

嘿嘿嘿嘿

感染者免疫力正常时，EB病毒处于潜伏状态；当机体免疫力低下时，再加上其他危险因素的协同作用，EB病毒就有可能引发鼻咽癌。

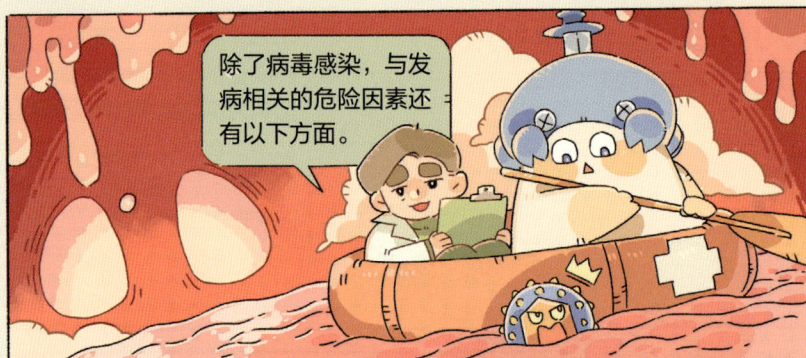

除了病毒感染，与发病相关的危险因素还有以下方面。

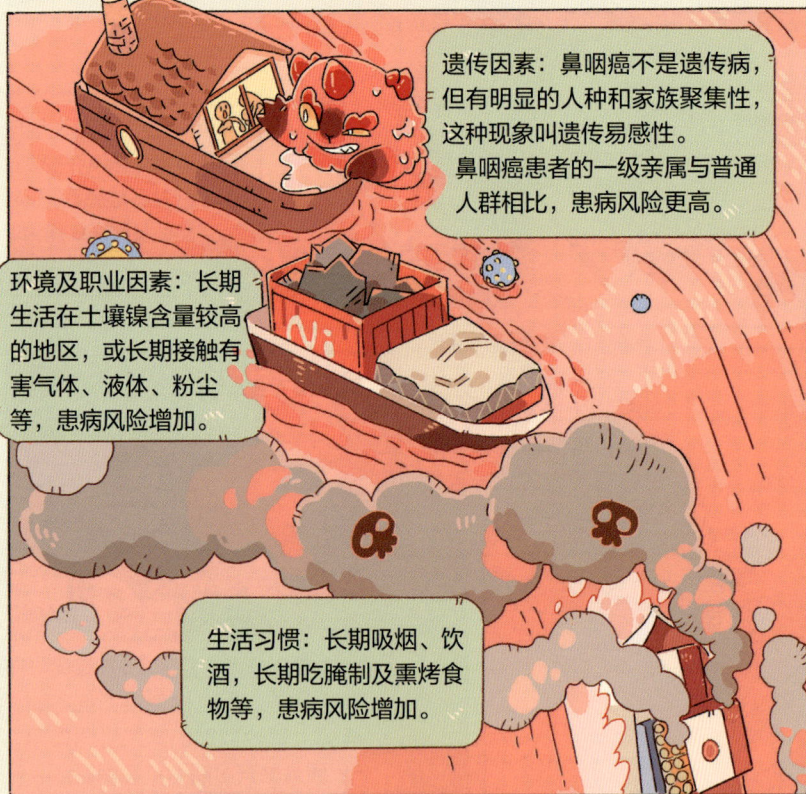

遗传因素：鼻咽癌不是遗传病，但有明显的人种和家族聚集性，这种现象叫遗传易感性。鼻咽癌患者的一级亲属与普通人群相比，患病风险更高。

环境及职业因素：长期生活在土壤镍含量较高的地区，或长期接触有害气体、液体、粉尘等，患病风险增加。

生活习惯：长期吸烟、饮酒，长期吃腌制及熏烤食物等，患病风险增加。

鼻咽癌患者有哪些症状呢

鼻咽癌有七大症状和三大体征，七大症状如下。

头痛：多为偏头痛，少部分患者有头顶、后脑勺与后颈痛。

复视：部分患者出现视物重影、眼睑下垂等症状。

耳鸣：出现单侧耳闷、耳鸣。

听力下降：耳鸣伴随听力下降。

鼻塞：单侧或双侧鼻塞，进行性加重，与感冒鼻塞不同，是持续存在的。

回吸性血涕：晨起时多见，后吸鼻涕时涕中带血。

面部麻木：部分患者可出现面部麻木、触觉过敏、皮肤蚁爬感等症状。

三大体征

颈部淋巴结肿大

脑神经受累

鼻咽肿物

好痛呀！

如何治疗鼻咽癌

由于鼻咽癌位置深、患者对放射治疗灵敏度高，临床上首选放射治疗。早期鼻咽癌患者经单纯放射治疗即可治愈。

中晚期鼻咽癌患者常选放疗联合化疗的综合治疗方案，手术、靶向治疗、免疫治疗、中医药等临床也有应用。

放射治疗是治疗鼻咽癌的根治性手段！近年来，放射治疗技术得到了不断的改进。

由于化疗、靶向治疗、免疫治疗等的加入，鼻咽癌整体疗效得到极大提高，患者及时接受正规治疗后可长期生存，生活质量也比较好！

怎么预防鼻咽癌

主要针对危险因素进行预防！

生活习惯：戒除烟酒，均衡饮食，少吃腌制及熏烤类食物；规律作息，适当锻炼，保持良好心态，增强机体免疫力。

预防感染：EB 病毒主要通过唾液传播，不亲吻孩子及分餐进食等，可在一定程度上减少儿童被 EB 病毒感染。

过不去啊！

环境方面：避免接触有害气体、液体、粉尘以及金属镍等。

最后，EB 病毒抗体阳性者及有鼻咽癌家族史的人群应定期检查，注意保护自己和家人的健康哦！

（王天禄）

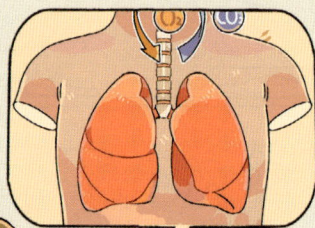

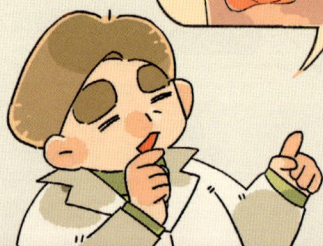

9

发病率最高的肿瘤
——肺癌

75 岁的金大爷咳嗽、咳痰 2 个月了，还伴有胸痛，吃消炎药也不见好，去医院检查，竟然是肺癌！肺癌是怎么一回事？

我们都知道肺由气管、各级支气管及肺泡组成，位于胸腔，左右各一个，质地柔软，内含大量空气，像两块大海绵。

肺负责人体的气体交换，吸入氧气，排出二氧化碳，只要我们活着，它就不停地工作着，全年无休。

发病率最高的肿瘤——肺癌

肺癌是原发于肺泡、支气管黏膜上皮的恶性肿瘤，属于对人类健康威胁较大的恶性肿瘤之一。

根据病理学特点，肺癌大致分为 2 类：小细胞癌和非小细胞癌。
小细胞癌恶性程度较高，但占比小，约占 15%；非小细胞癌约占 85%，常见的亚型有腺癌、鳞癌和大细胞癌等。

在全球范围内，肺癌的发病率、致死率在各种恶性肿瘤中位居第一位，且呈逐年上升趋势！

为什么会得肺癌

肺癌的病因尚未完全明确，目前研究认为，是多种致病因素相互作用的结果。

吸烟是导致肺癌的主要因素，包括一手烟、二手烟、三手烟。烟龄越长、吸烟初始年龄越早、吸烟量越大，患肺癌的风险越高。

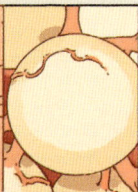

空气污染：厨房油烟、装修污染、户外雾霾、汽车尾气、工业废气等，均可导致患肺癌的风险增加。

环境暴露：长期接触氡气、石棉、铍、砷、铀、镉、铬、镍、硅、煤焦油等，以及长期或大剂量接触电离辐射，均可增加患肺癌的风险。

心理因素：长期焦虑、抑郁，也会增加患肺癌的风险。

既往病史：既往患肺结核、支气管扩张、慢阻肺等，患肺癌的风险会增加。

遗传易感性：肺癌不是遗传性疾病，但有家族聚集现象，一级亲属中有肺癌患者的人群，患肺癌风险偏高。这与遗传基因、共同的生活环境、饮食习惯等有关。

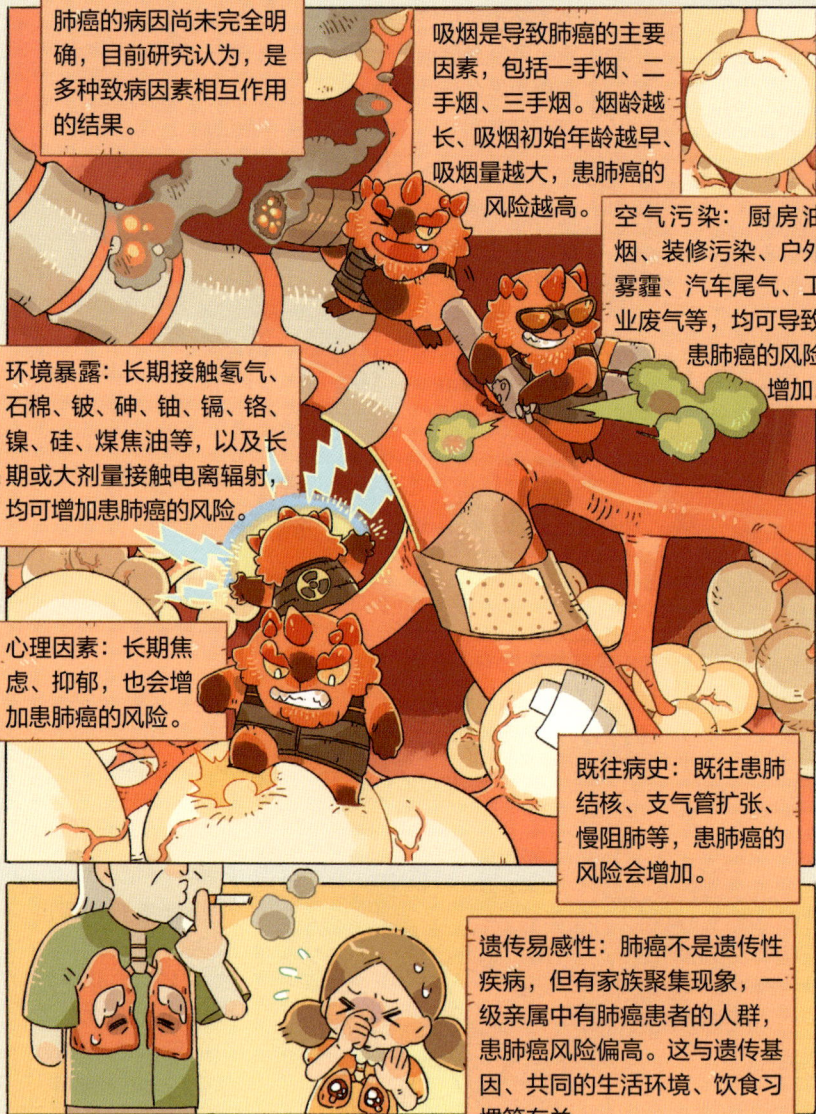

肺癌患者有哪些症状呢

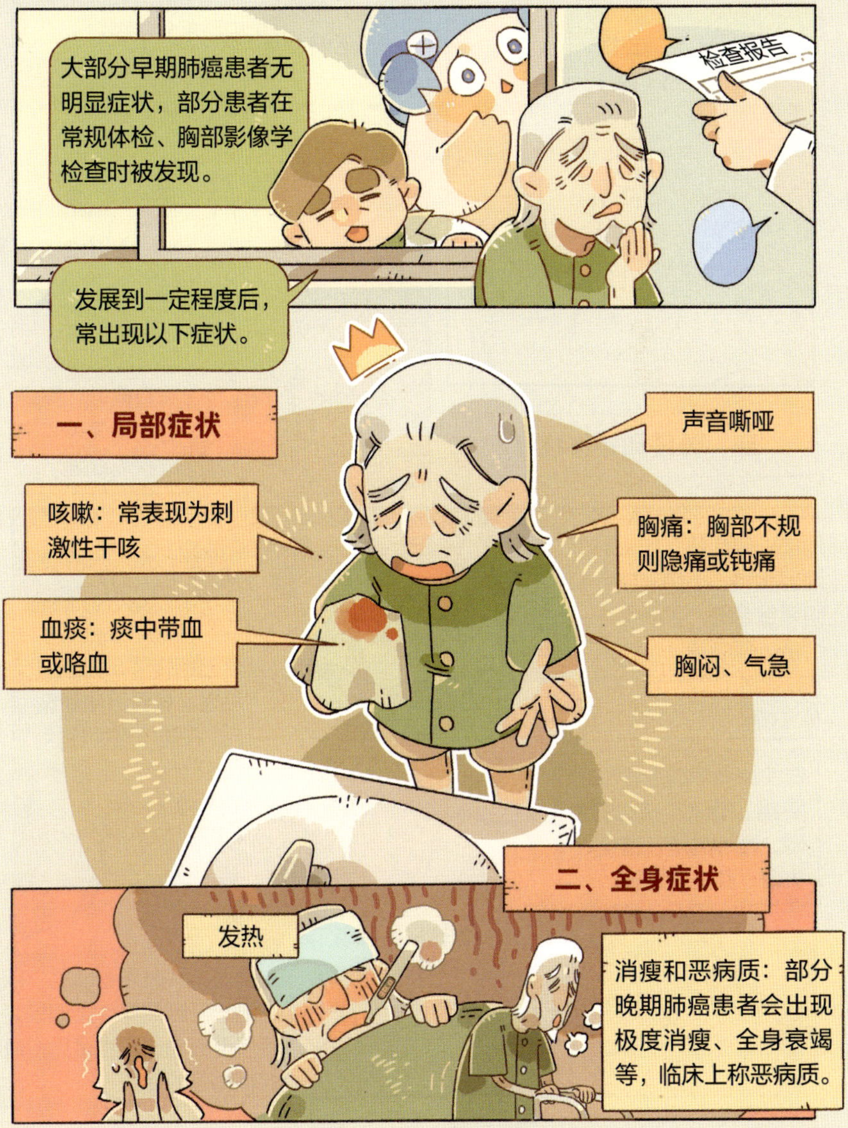

大部分早期肺癌患者无明显症状，部分患者在常规体检、胸部影像学检查时被发现。

检查报告

发展到一定程度后，常出现以下症状。

一、局部症状

声音嘶哑

咳嗽：常表现为刺激性干咳

胸痛：胸部不规则隐痛或钝痛

血痰：痰中带血或咯血

胸闷、气急

二、全身症状

发热

消瘦和恶病质：部分晚期肺癌患者会出现极度消瘦、全身衰竭等，临床上称恶病质。

三、肺外症状

肺源性骨关节增生症：表现有杵状指（趾）、骨关节肥大。

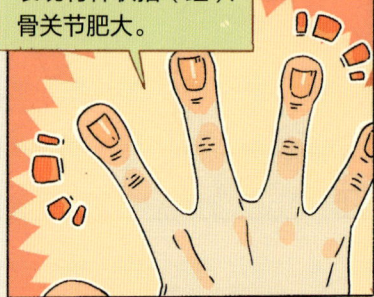

肢端疼痛无力、走路歪斜。

还有与肿瘤相关的异位激素分泌综合征。

男性乳腺发育。

恶心呕吐、腹痛、心动过速、哮喘、皮肤潮红等。

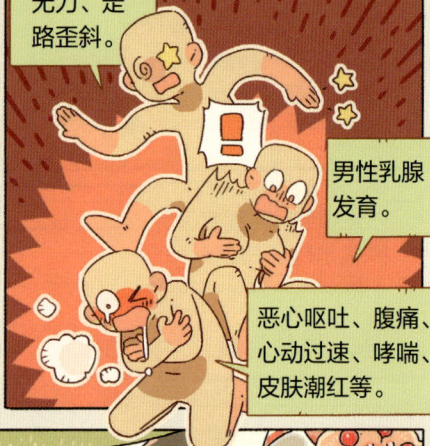

四、外侵和转移症状

局部外侵症状：如头面部水肿、上腔静脉阻塞综合征、霍纳综合征、声嘶等。

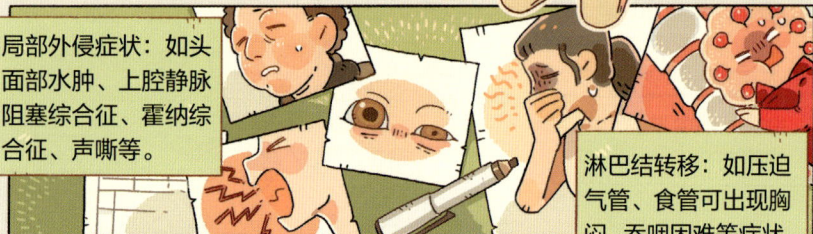

淋巴结转移：如压迫气管、食管可出现胸闷、吞咽困难等症状。

发生脑转移时患者出现头痛、呕吐、视力障碍、精神异常、偏瘫、失语、共济失调等。

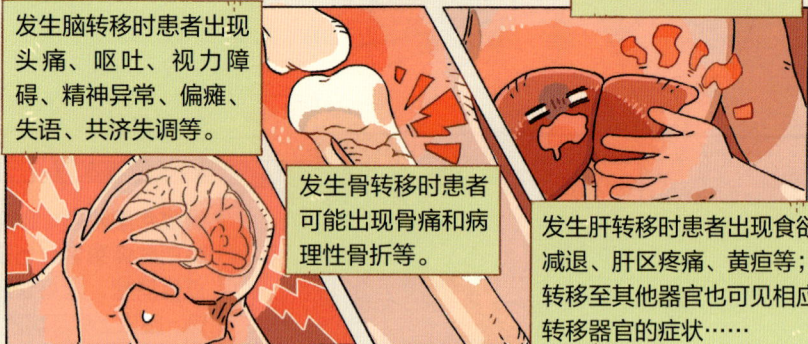

发生骨转移时患者可能出现骨痛和病理性骨折等。

发生肝转移时患者出现食欲减退、肝区疼痛、黄疸等；转移至其他器官也可见相应转移器官的症状……

怎么治疗肺癌

根据肺癌病理类型、临床分期及患者整体状态，可选择多学科综合治疗模式。

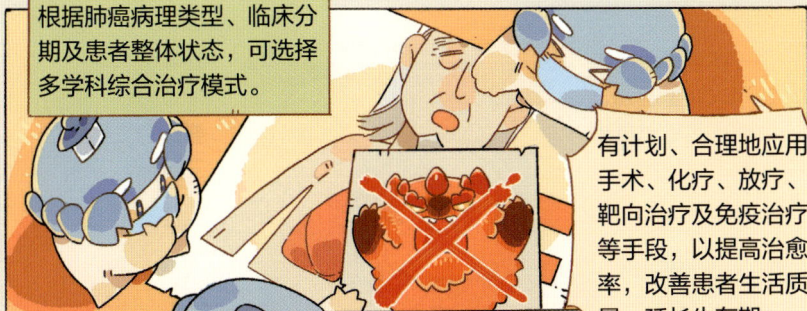

有计划、合理地应用手术、化疗、放疗、靶向治疗及免疫治疗等手段，以提高治愈率，改善患者生活质量，延长生存期。

肺癌患者术后五年生存率为30%～90%，早期肺癌患者通过手术可治愈，所以关键在于早发现、早诊断、早治疗！

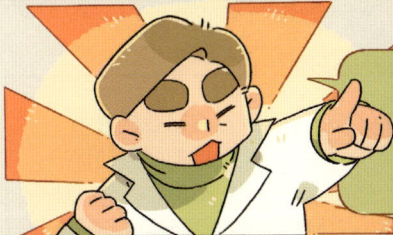

非小细胞肺癌：I期公认的治疗方法是外科手术，术后定期复查；II～IIIA期及部分IIIB期患者，应以手术为主，酌情增加放疗、化疗、免疫治疗等综合方法。

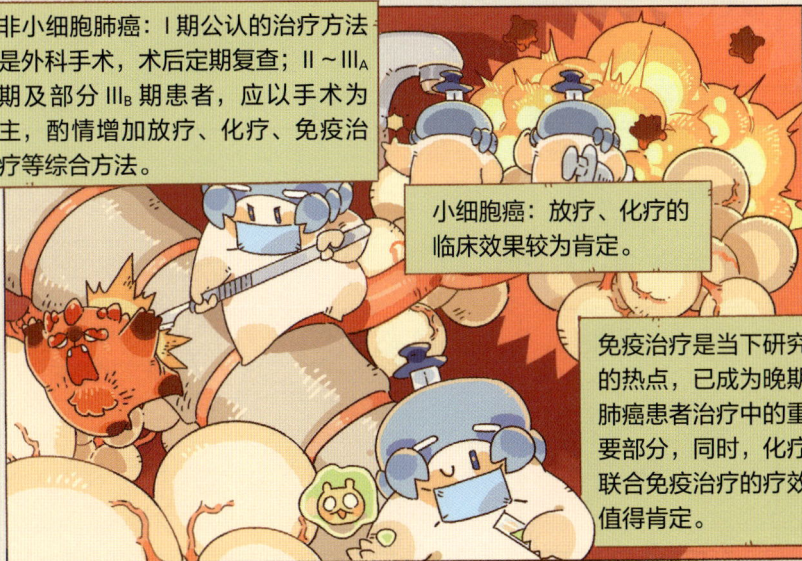

小细胞癌：放疗、化疗的临床效果较为肯定。

免疫治疗是当下研究的热点，已成为晚期肺癌患者治疗中的重要部分，同时，化疗联合免疫治疗的疗效值得肯定。

怎么预防肺癌

由于病因与发病机制尚未完全明确，目前主要针对危险因素进行预防。

首先就是戒烟！不要吸烟，同时要远离二手烟、三手烟。

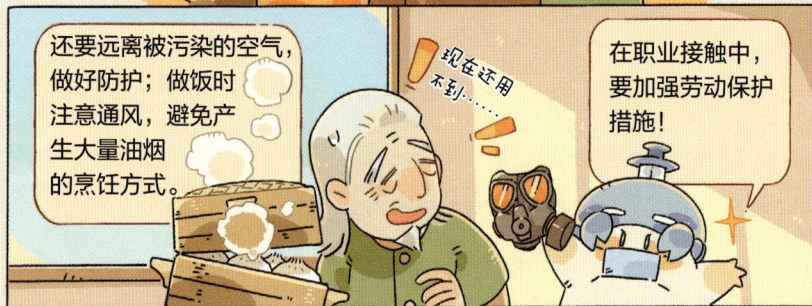

还要远离被污染的空气，做好防护；做饭时注意通风，避免产生大量油烟的烹饪方式。

现在还用不到……

在职业接触中，要加强劳动保护措施！

均衡营养、适当运动、规律作息、保持好心情。

加强肺癌的早期筛查，做到早诊早治也是非常重要的！

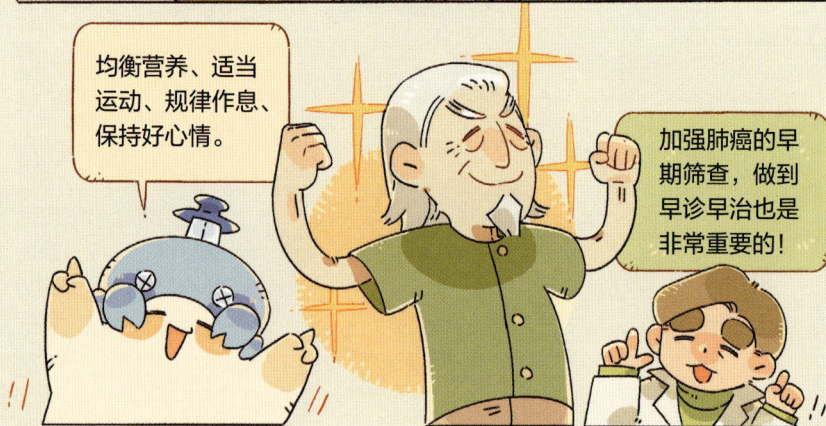

（刘宇）

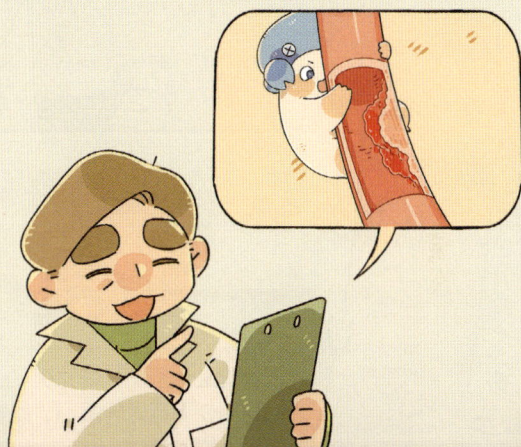

导致吞咽困难的肿瘤
——食管癌

10

75岁的王大爷，前段时间咽东西时总感觉噎得慌，去医院检查，竟然是食管癌！

这是什么病？

导致吞咽困难的肿瘤——食管癌

食管是一条细长的管道，上接咽部，下连胃的贲门，是食物进入胃的通道。

我国食管癌的发病率在全部恶性肿瘤发病率中排第6位，死亡率排第4位。发病有明显的地域差异，太行山脉附近区域高发。患病率男性高于女性，发病年龄高峰为45～80岁。

食管癌是发生在食管黏膜的恶性肿瘤。以鳞癌最为多见，此外还有腺癌等。发病部位常见于食管中段，其次为下段，上段最少。

为什么会得食管癌

食管癌的发生机制尚未明确，一般认为与以下危险因素有关。

生活及饮食习惯：长期吸烟、饮酒；长期吃热烫食物；食物过硬、粗糙且不易咀嚼等。

致癌物质：如长期食用腌制食物导致亚硝酸盐摄取过量；食用霉变食物致黄曲霉毒素等摄入。

营养和微量元素缺乏：尤其是缺乏硒、β-胡萝卜素、维生素E等。

癌前病变：胃食管反流病、腐蚀性食管灼伤和狭窄、食管憩室、食管溃疡、贲门失弛缓症等，可导致食管癌发生率增加。

遗传因素：食管癌不是遗传性疾病，但有明显的家族聚集现象，家族中有人患食管癌，其后代患病概率高于普通人群。

胃酸

食管癌患者会有哪些症状呢

患者可无明显症状，或偶在吞咽固体食物后有哽噎感，胸骨后闷胀疼痛不适，食管内异物感，食物下行缓慢或有停滞感，咽喉部干燥紧缩感，剑突下或上腹部疼痛，饮食习惯改变等。
症状可自行消失，数日或数月后再度出现。

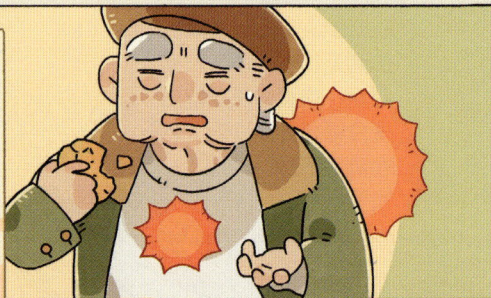

进展期

严重消瘦，体重下降，长期吞咽困难导致营养不良。

主要表现为进行性吞咽困难，初为进食固体食物哽噎，后逐渐发展为饮水也出现困难。

转移症状：锁骨上淋巴结肿大是最常见的转移症状；腹腔淋巴结转移可出现腹痛；肝、脑、骨、肺等转移可出现相应的器官症状。

吐黏液样痰：成分为下咽的唾液和食管的分泌物。

肿瘤侵犯周围组织症状：声音嘶哑、呛咳；呼吸困难、咯血；侵犯大血管可出现致命性大出血。

呕血、便血：下段食管癌累及胃食管结合部所致。

食管反流，嗳气，胃灼热感和反酸。

吞咽疼痛、咽痛、胸背痛及上腹部疼痛。

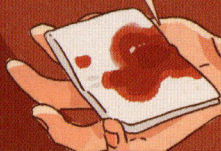

怎么治疗食管癌

根据患者的病理类型及分期，结合身体状况，制订个体化综合治疗方案，合理应用多种治疗手段。

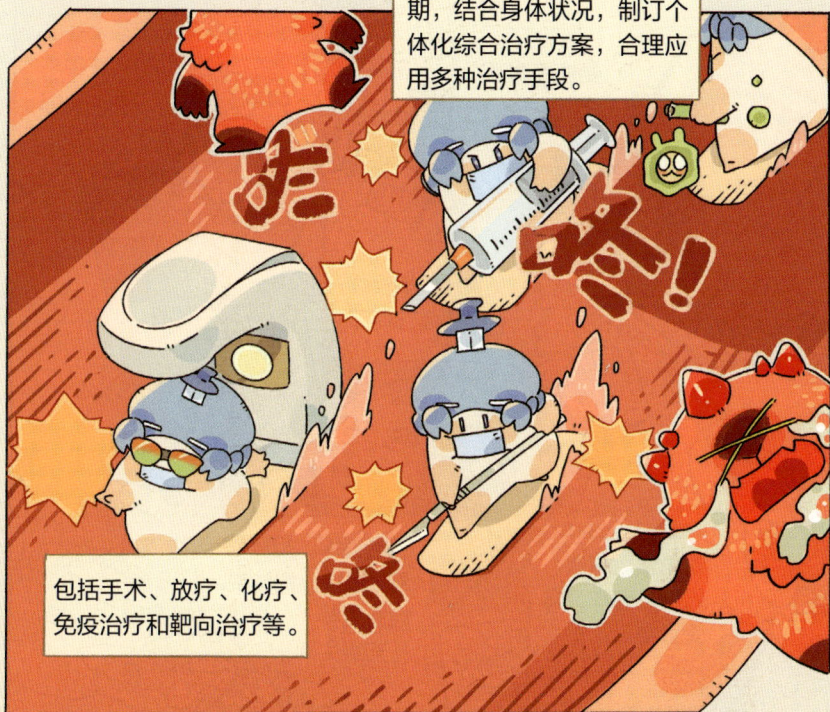

包括手术、放疗、化疗、免疫治疗和靶向治疗等。

食管癌发现得越早，治疗成功的概率越大。要早发现、早治疗。

在抗肿瘤治疗过程中，要重视患者的营养支持治疗，这关系到食管癌患者的生存时间及治疗效果。

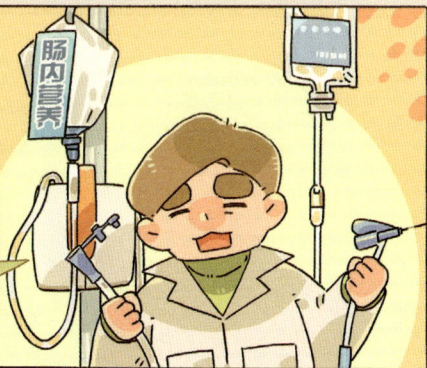

肠内营养

怎么预防食管癌

要戒除烟酒。

避免食用过烫食物——别再趁热吃了！

避免食用腌制、熏制、煎炸、霉变食物。

适当锻炼，规律作息，保持心情愉悦，均衡营养……适当补充维生素！

有食管癌家族史者应定期检查，食管固有疾病及早诊治。

（许可）

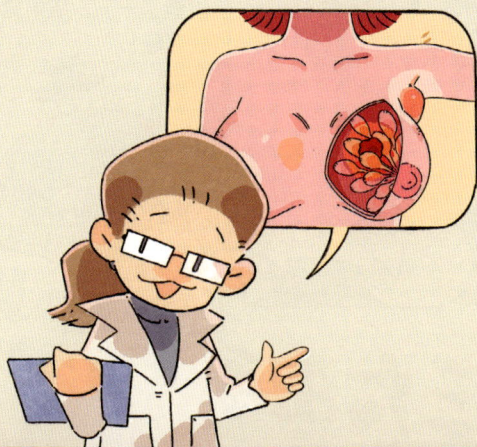

女性三大杀手之一
——乳腺癌

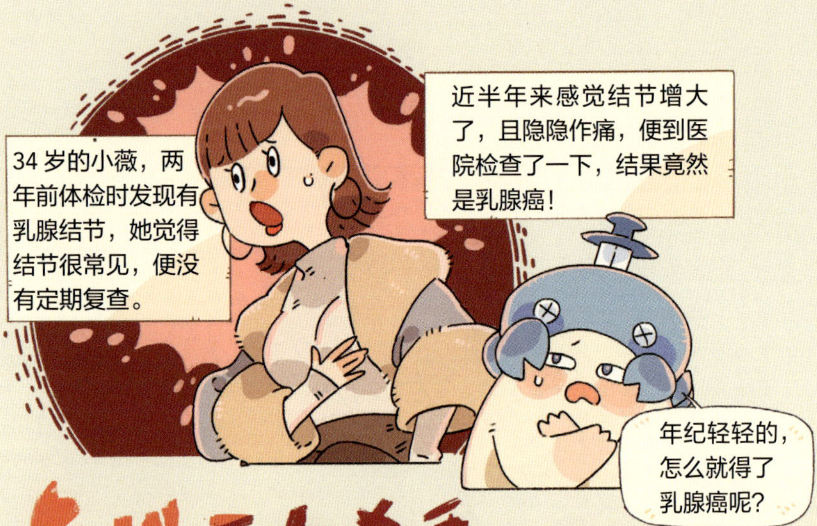

11

34 岁的小薇，两年前体检时发现有乳腺结节，她觉得结节很常见，便没有定期复查。

近半年来感觉结节增大了，且隐隐作痛，便到医院检查了一下，结果竟然是乳腺癌！

年纪轻轻的，怎么就得了乳腺癌呢？

女性三大杀手之一——乳腺癌

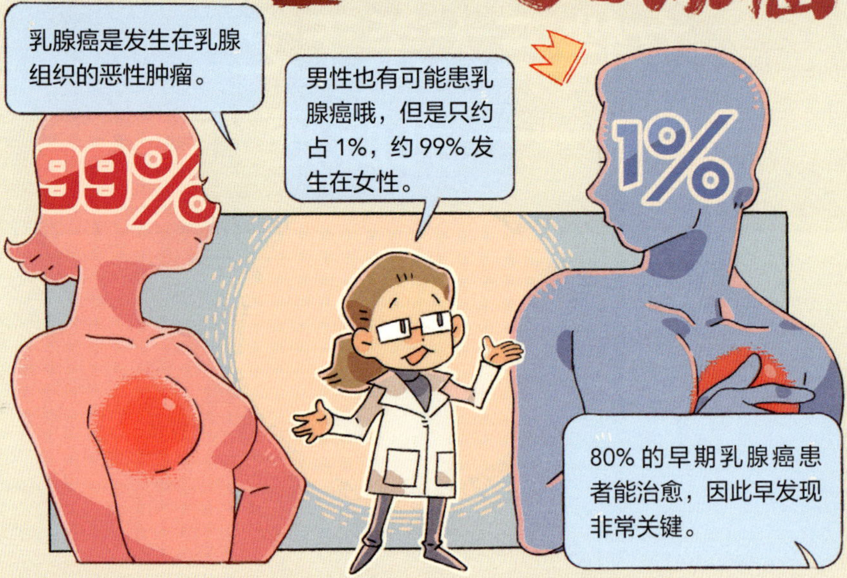

乳腺癌是发生在乳腺组织的恶性肿瘤。

男性也有可能患乳腺癌哦，但是只约占 1%，约 99% 发生在女性。

99%

1%

80% 的早期乳腺癌患者能治愈，因此早发现非常关键。

乳腺癌不容易被发现吗

乳腺癌早期挺隐蔽的，不容易被发现，所以女性朋友一定要熟知乳腺癌的典型表现。

乳房皮肤改变

乳房皮肤出现小凹陷，状如酒窝，称"酒窝征"。

乳腺皮肤呈橘皮样改变，即"橘皮征"。

乳腺肿块：多数人为无痛性肿块，少数人有隐约的痛感。

腋窝淋巴结肿大：约 1/3 乳腺癌患者确诊时伴同侧腋窝淋巴结转移。

乳头溢液：乳头非正常溢液，液体为血液、浆液、脓液或者停止哺乳半年仍有乳汁流出，都要警惕。

乳头回缩或抬高：肿瘤接近乳头，可引起乳头回缩；肿瘤侵犯乳腺的大导管，可致乳头抬高。

还有些特殊类型的乳腺癌

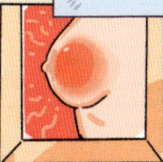

此外，早期乳腺癌患者可以没有明显症状，常常通过体检或乳腺癌筛查被发现。

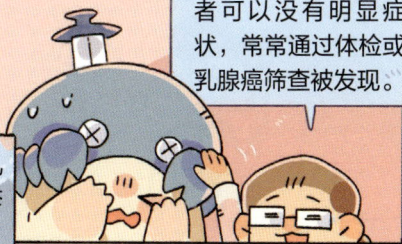

炎性乳腺癌：乳房出现红肿热痛。

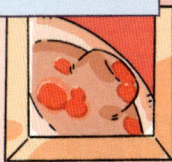

乳头湿疹样癌：乳头、乳晕出现湿疹样溃疡，伴有瘙痒。

什么人容易患乳腺癌

这真是太可怕了……

是啊，未雨绸缪，有一些高危人群，应该高度重视。

乳腺癌家族史：直系亲属患有乳腺癌。

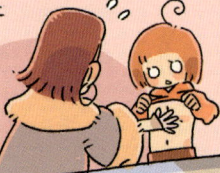

长期服用外源性雌激素。

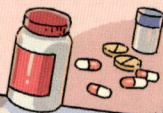

体内雌激素过多：过早来月经或绝经过晚，如初潮年龄早于12岁或绝经年龄晚于52岁。

既往做过乳腺结节手术，病理提示导管上皮不典型增生或者有乳头状的结构，发生乳腺癌的概率比较高。

携带乳腺癌相关基因突变的患者。

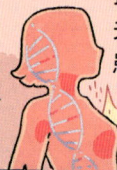

未生育、未哺乳者。

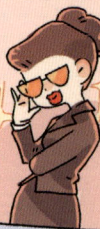

病理诊断报告

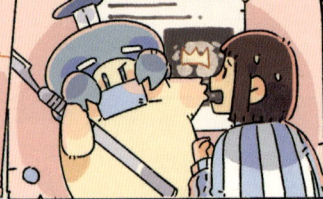

其他，如乳腺良性疾病未能及时治疗、胸部放射病史、绝经后肥胖等。

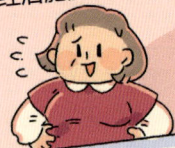

如何诊断和治疗乳腺癌

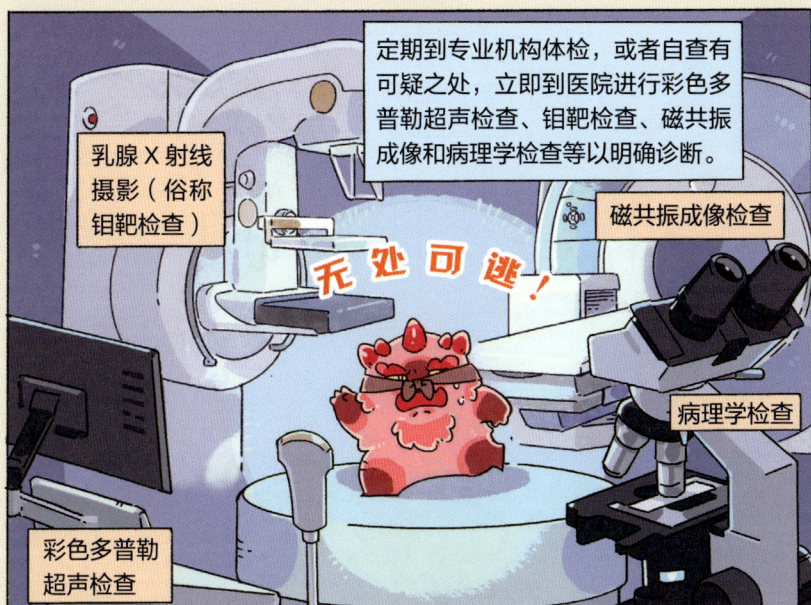

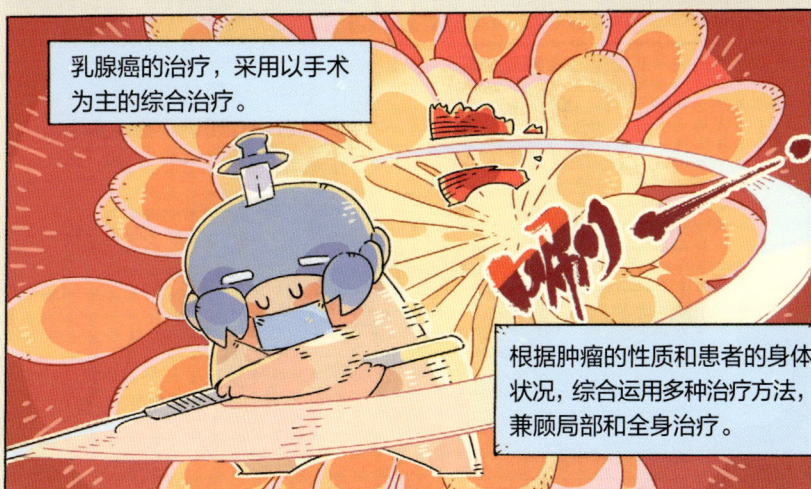

定期到专业机构体检，或者自查有可疑之处，立即到医院进行彩色多普勒超声检查、钼靶检查、磁共振成像和病理学检查等以明确诊断。

乳腺 X 射线摄影（俗称钼靶检查）

无处可逃！

磁共振成像检查

病理学检查

彩色多普勒超声检查

乳腺癌的治疗，采用以手术为主的综合治疗。

根据肿瘤的性质和患者的身体状况，综合运用多种治疗方法，兼顾局部和全身治疗。

如何预防乳腺癌

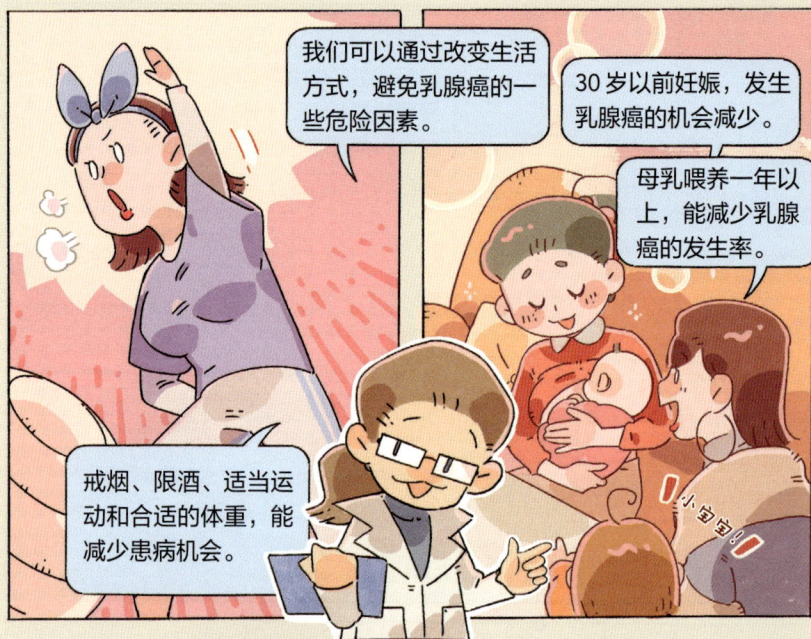

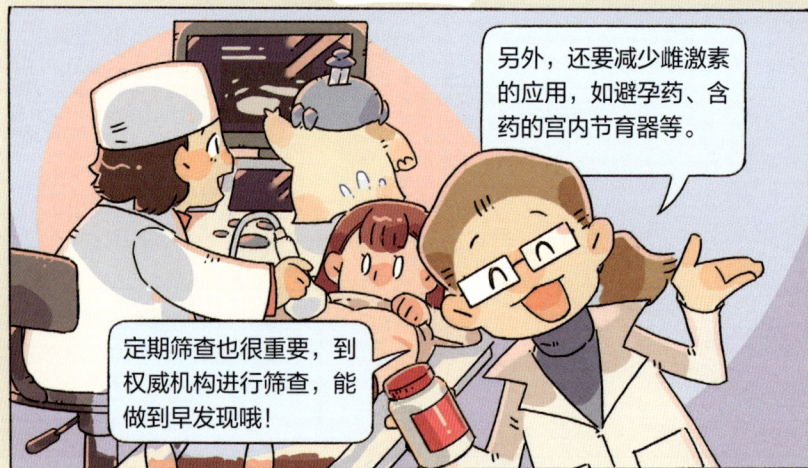

我们可以通过改变生活方式，避免乳腺癌的一些危险因素。

30岁以前妊娠，发生乳腺癌的机会减少。

母乳喂养一年以上，能减少乳腺癌的发生率。

戒烟、限酒、适当运动和合适的体重，能减少患病机会。

另外，还要减少雌激素的应用，如避孕药、含药的宫内节育器等。

定期筛查也很重要，到权威机构进行筛查，能做到早发现哦！

（张强　王聪）

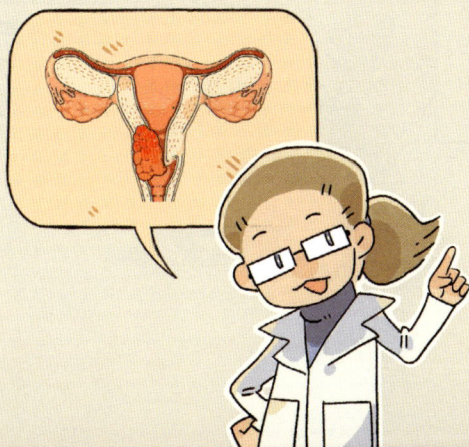

女性三大杀手之二
——宫颈癌

42岁的赵女士近一年来月经不规律，还经常出现同房后出血，以为是"姨妈"乱来，没当回事。

近期出现严重贫血且经常头晕，才去医院做妇科检查，发现患了宫颈癌！

女性三大杀手之二——宫颈癌

宫颈癌是什么病？

宫颈癌是发生在子宫颈的恶性肿瘤。病理类型主要是鳞癌，其次是腺癌。

近些年，由于人乳头状瘤病毒（HPV）疫苗的接种、筛查技术的成熟以及筛查意识的提高，宫颈癌的发病率及死亡率已有下降趋势，但仍不乐观，需要女性朋友加强预防、筛查意识。

为什么会得宫颈癌呢

宫颈癌的发生与高危型 HPV 感染有关。

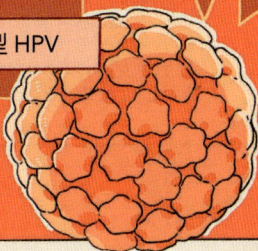

HPV 分为高危型与低危型，其中高危型 HPV 感染是宫颈癌发生的主要原因。大约 70% 的宫颈癌与高危 HPV 基因型中 HPV-16 和 HPV-18 相关。

高危型 HPV

低危型 HPV

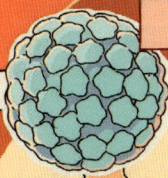

绝大多数 HPV 感染为无症状的一过性感染，可表现为子宫颈低级别鳞状上皮内病变（LSIL），80% 以上的 HPV 感染可被机体清除。

如果持续感染，则进展为高级别鳞状上皮内病变（HSIL），通常 HPV 感染持续 10～20 年才发展为宫颈癌。

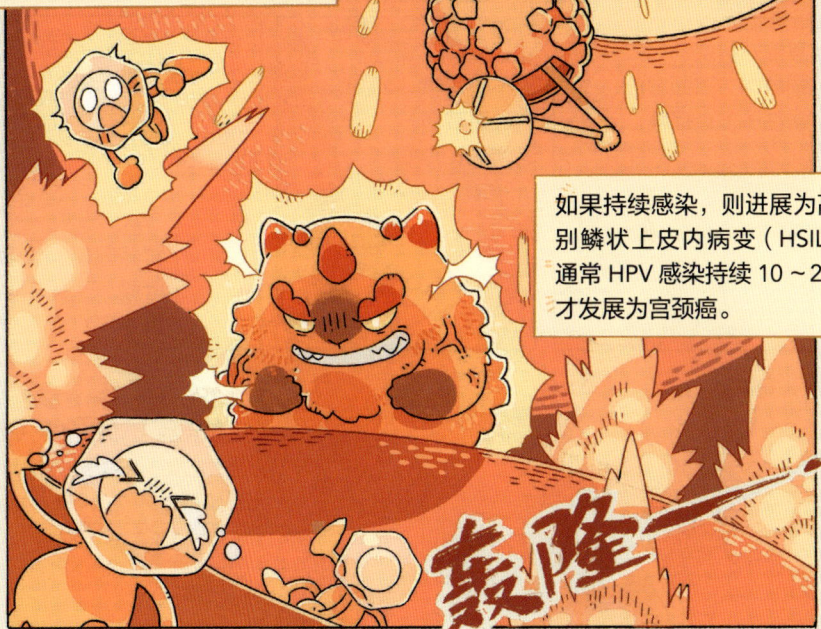

如果合并 HPV 感染，有以下危险因素的人群，更容易引发本病。

性行为与分娩因素

性生活过早（<16 岁）、过频、有多个性伴侣、高危性伴侣（如性伴患阴茎癌、尖锐湿疣、生殖器疱疹等）。

初产年龄过小、多产等。

其他妇科疾病：如宫颈息肉、宫颈湿疣、慢性子宫炎症等。

不良习惯：如长期吸烟。

营养因素：缺乏叶酸、胡萝卜素、维生素 C 等。

免疫力低下：器官移植后服用免疫抑制药、人类免疫缺陷病毒（HIV）感染等。

你们不要过来啊！

宫颈癌患者会有哪些症状呢

患者早期可以没有任何症状，需要通过宫颈癌筛查才能发现。

随着病情的发展，有可能出现以下症状。

阴道出血：可能是通常所说的同房出血或妇科内诊检查出血，也可能是不规则阴道流血。

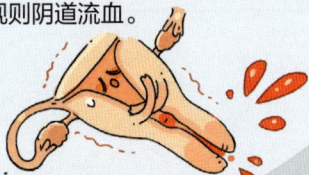

阴道不明原因排液及阴道分泌物增多：可为白色或血性液体，可呈水样或米泔样，或有腥臭味。

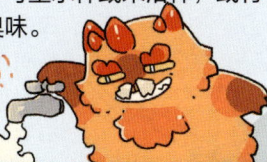

疼痛：或有盆腔、腰骶、臀部、会阴部、大腿部疼痛感。

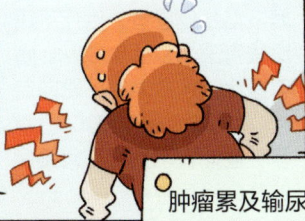

肿瘤侵犯邻近组织时，患者可出现尿频、尿急、血尿、便秘、下肢肿痛等症状。

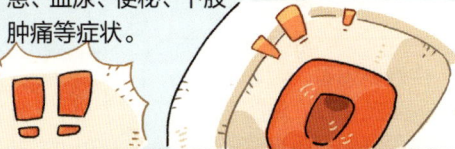

肿瘤累及输尿管时，可引起输尿管梗阻、肾积水、尿毒症。

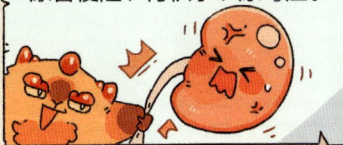

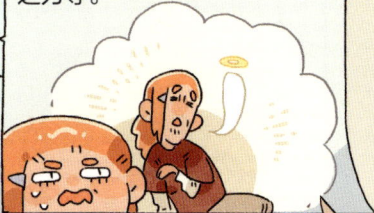

全身症状：极度消瘦、贫血、乏力等。

怎么治疗宫颈癌呢

根据肿瘤的分期、病理类型、患者年龄、生育需求、全身状况等，制订个体化的治疗方案。

治疗方法包括手术、放疗、化疗、靶向治疗及免疫治疗等，可能会同时联合几种治疗方法。

嗤リ一

早期宫颈癌患者可以选择手术治疗；如果高龄或有手术禁忌证者，可选择放疗，90%以上可治愈。

90%

中晚期患者，则可采用同步放化疗，局部晚期宫颈癌患者同步放化疗后生存率在60%以上。

60%

然而，对于晚期转移及复发宫颈癌患者，治疗手段比较有限，预后也较差。随着医疗技术的发展，靶向治疗、免疫治疗、ADC药物等，逐渐应用到晚期宫颈癌的临床治疗中。

怎么预防宫颈癌

首先要开展预防宫颈癌的知识宣教，提高预防性疫苗注射率和筛查率，建立健康的生活方式！

推广预防性HPV疫苗接种，从源头控制宫颈癌的发生。

免疫细胞 HPV课程

目前的HPV疫苗有二价、四价、九价三种。二价疫苗可预防70%以上的宫颈癌。

不过，预防性HPV疫苗不能覆盖所有型别的HPV，不能完全清除HPV，所以即使接种了疫苗也要定期进行宫颈癌筛查。

真不能大意啊！

普及、规范宫颈癌筛查：目前宫颈癌筛查手段主要是子宫颈/阴道液基薄层细胞学检查（TCT）和HPV检测。这属于无创性筛查，通常不会引起明显的不适反应。

不用怕，不会痛的！

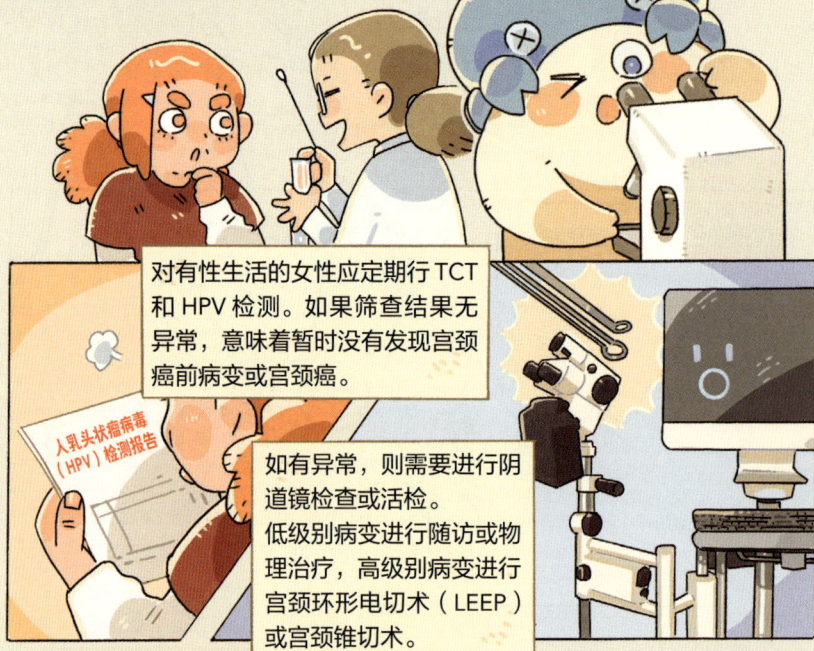

二级预防

对有性生活的女性应定期行TCT和HPV检测。如果筛查结果无异常，意味着暂时没有发现宫颈癌前病变或宫颈癌。

人乳头状瘤病毒（HPV）检测报告

如有异常，则需要进行阴道镜检查或活检。低级别病变进行随访或物理治疗，高级别病变进行宫颈环形电切术（LEEP）或宫颈锥切术。

三级预防

宫颈癌的治疗：要做到早发现、早诊断、早治疗。这样才有更好的预后！

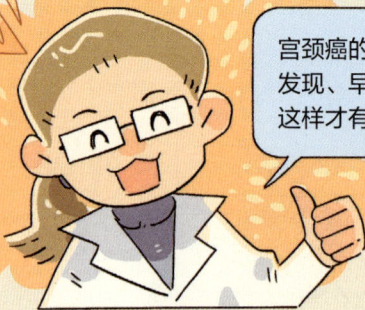

（贾海清）

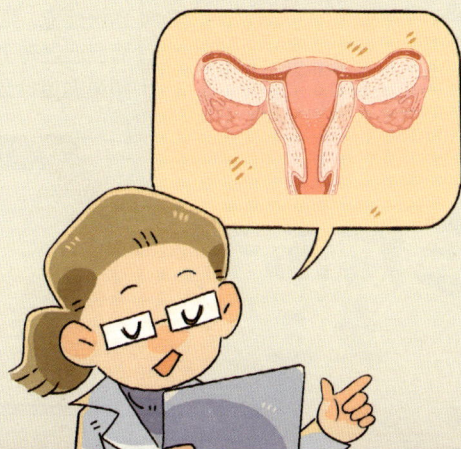

女性三大杀手之三
——卵巢癌

孙女士，55岁，近一个月来总感觉乏力、肚子胀，食欲也不好，以为是消化不良，但服用了一段时间促胃肠蠕动的药物后，症状还在逐渐加重，并且感觉肚子越来越大。

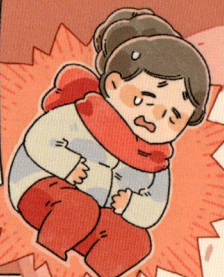

在家人的催促下去医院做了彩色多普勒超声、CT等系统检查，竟然是卵巢癌！而且已经有了大量腹水。卵巢癌是什么病？

女性三大杀手之三——卵巢癌

是卵巢肿瘤啊！

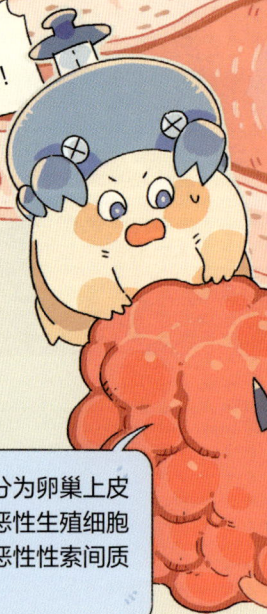

发生在卵巢或输卵管的恶性肿瘤统称卵巢癌，发病率位居妇科恶性肿瘤第三位，且近年来呈上升趋势。
由于其深藏于盆腔，早期很难被发现，晚期治疗效果不佳，死亡率居于妇科恶性肿瘤之首。

卵巢癌可发生于任何年龄段，卵巢恶性生殖细胞肿瘤较少见，好发于20岁以下女性；卵巢上皮性肿瘤最多见，好发于50岁以上女性；恶性性索间质肿瘤也较少见，好发于育龄女性以及绝经后女性。

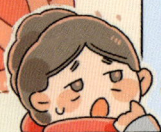

卵巢癌可分为卵巢上皮性肿瘤、恶性生殖细胞肿瘤以及恶性性索间质肿瘤。

为什么会得卵巢癌呢

卵巢癌的病因尚未完全明确，目前已知的致病高危因素有以下这些方面。

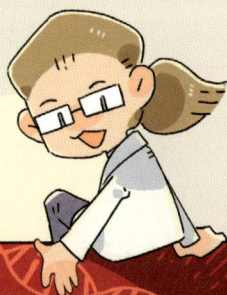

遗传因素：20%～25% 的卵巢上皮性肿瘤与遗传因素有关，主要包括以下几种遗传性癌综合征。

遗传性乳腺癌 - 卵巢癌综合征！

遗传性位点特异性卵巢癌综合征！

遗传性非息肉病性结直肠癌综合征（林奇综合征）

外源性激素：应用促排卵药者、更年期采用激素替代治疗者患本病的风险增高。

月经、生育史：初潮早于 12 岁、绝经晚于 50 岁、从未孕育者、首次生育年龄超过 35 岁者患本病风险增高。

子宫内膜异位症、多囊卵巢综合征患本病的风险增高。

生活与环境因素：吸烟、肥胖、高脂饮食等可能增加患本病的风险；接触滑石粉等可能与本病的发生相关。

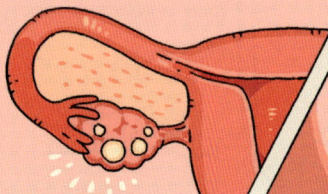

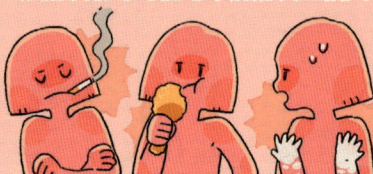

卵巢癌患者会有哪些症状呢

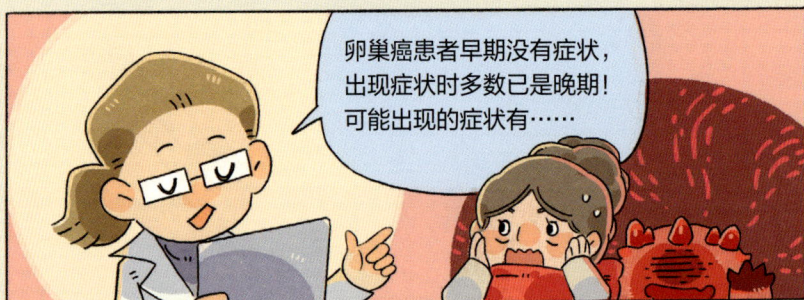

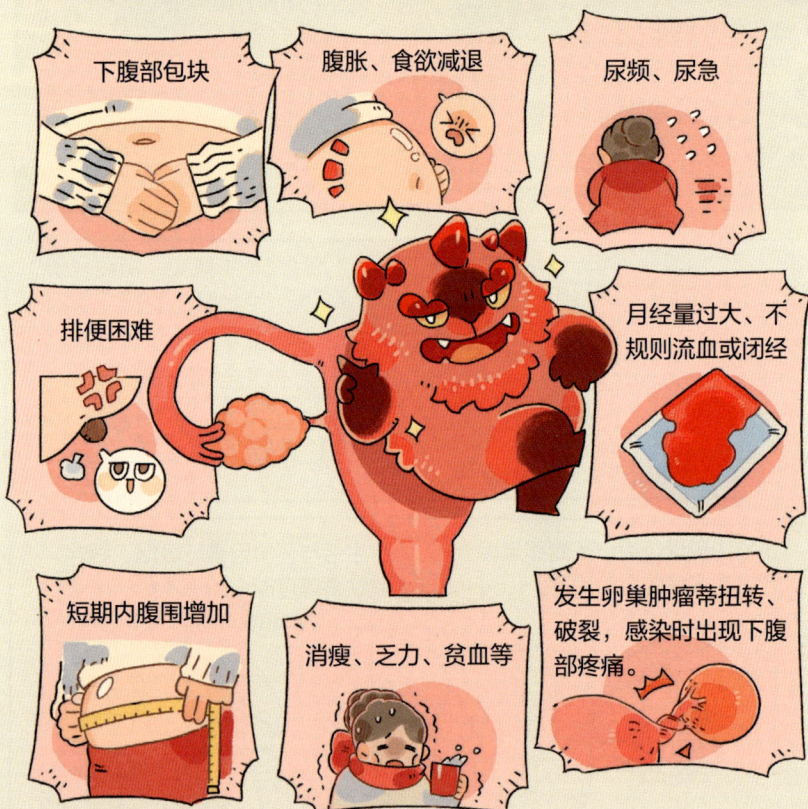

卵巢癌患者早期没有症状，出现症状时多数已是晚期！可能出现的症状有……

下腹部包块

腹胀、食欲减退

尿频、尿急

排便困难

月经量过大、不规则流血或闭经

短期内腹围增加

消瘦、乏力、贫血等

发生卵巢肿瘤蒂扭转、破裂，感染时出现下腹部疼痛。

怎么治疗卵巢癌

以手术治疗为主，根据肿瘤分期和类型选择不同的手术方式，辅以其他治疗方法，包括化疗、维持治疗、靶向治疗等。

早期卵巢癌患者，行全面分期手术。其中，对于部分有生育需求的早期患者，在符合条件的情况下，可行保留生育功能的分期手术。

对于中晚期及部分复发患者，行肿瘤细胞减灭术，尽可能地切净所有病灶，使癌细胞尽可能减少。

达到 R0（肉眼完全切净）切除，是医生追求的目标，也是患者能够获得长期生存的前提。

术前、术后根据病情辅以化疗、靶向治疗、免疫治疗等手段，以提高疗效、改善预后。

随着多腺苷二磷酸核糖聚合酶（PARP）抑制剂的诞生，卵巢癌治疗进入了手术、化疗、维持治疗"三驾马车"并驾齐驱的新时代。

化疗后疾病达到缓解的患者，可以进行 PARP 抑制剂维持治疗，能够明显推迟疾病复发的时间。

免疫治疗在卵巢癌治疗中的疗效待验证，目前只适合极少数患者。

会议中

放疗不是卵巢癌治疗的主要手段，只在某些特殊情况下应用。

怎么预防卵巢癌

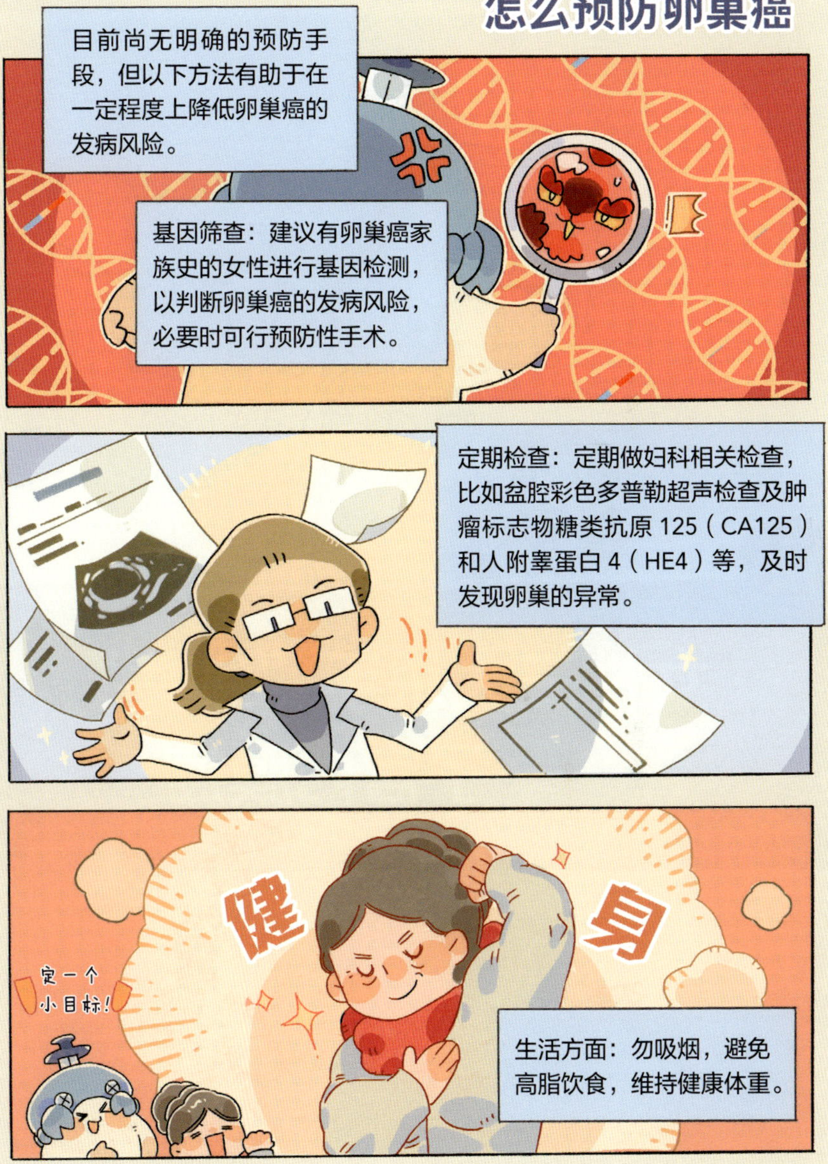

目前尚无明确的预防手段，但以下方法有助于在一定程度上降低卵巢癌的发病风险。

基因筛查：建议有卵巢癌家族史的女性进行基因检测，以判断卵巢癌的发病风险，必要时可行预防性手术。

定期检查：定期做妇科相关检查，比如盆腔彩色多普勒超声检查及肿瘤标志物糖类抗原125（CA125）和人附睾蛋白4（HE4）等，及时发现卵巢的异常。

定一个小目标！

健身

生活方面：勿吸烟，避免高脂饮食，维持健康体重。

（王永鹏）

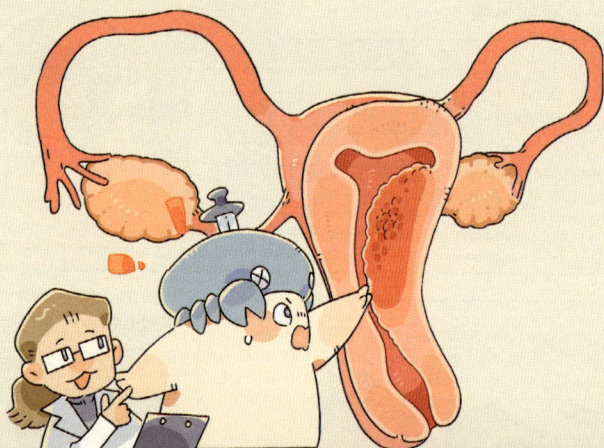

14

女性三大杀手"续集"
——子宫内膜癌

近一年来，小严的"姨妈"有些异样，经量过多、经期延长，偶尔在月经间期还淋漓不净。

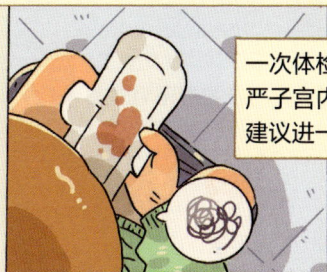

一次体检中医生发现小严子宫内膜明显增厚，建议进一步检查。

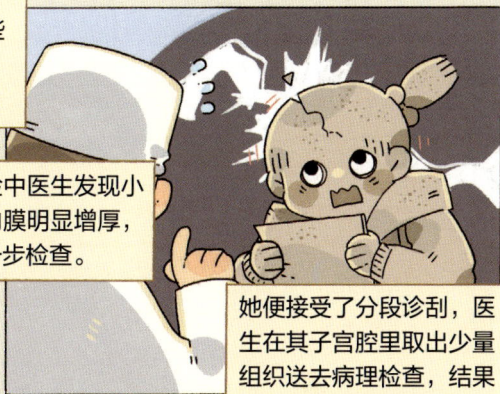

她便接受了分段诊刮，医生在其子宫腔里取出少量组织送去病理检查，结果竟然是子宫内膜癌！

女性三大杀手"续集"——子宫内膜癌

子宫内膜癌是发生于子宫内膜的恶性肿瘤，又称子宫体癌，是妇科三大恶性肿瘤之一，分为两大类：雌激素依赖型（I型）与非雌激素依赖型（II型）。

绝大多数为腺癌，平均发病年龄为55岁，好发于围绝经期与绝经后女性。

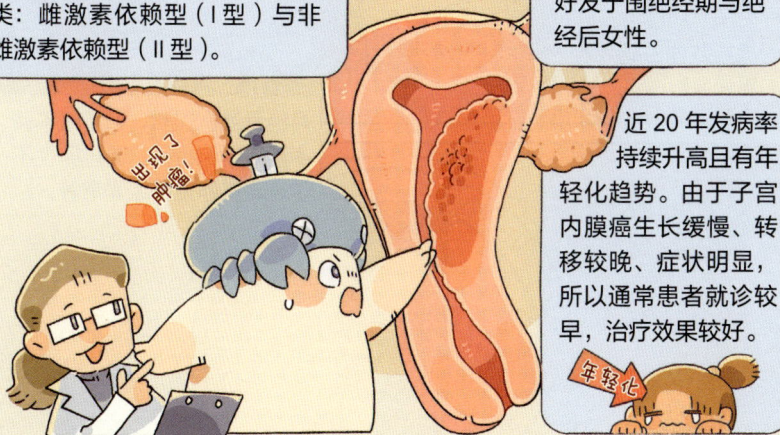

近20年发病率持续升高且有年轻化趋势。由于子宫内膜癌生长缓慢、转移较晚、症状明显，所以通常患者就诊较早，治疗效果较好。

出现了肿瘤！

年轻化

为什么会得子宫内膜癌

雌激素依赖型（Ⅰ型）：其发生与雌激素密切相关。

主要由于体内缺乏孕激素的对抗，雌激素持续刺激子宫内膜，内膜长期处于过度增生状态，进而恶变。临床多见的是此类型，恶性程度较低，治疗效果较好。

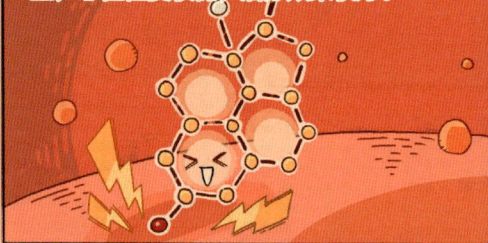

非雌激素依赖型（Ⅱ型）：其发生与雌激素无明确关系，发病机制尚不清楚。

临床较少见，多发生于老年女性，恶性程度较高，治疗效果不佳。

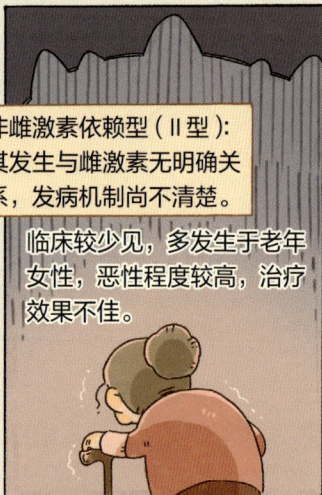

子宫内膜癌的病因尚未完全明确，目前已知的发病危险因素有以下几种情况。

肥胖、高血压、糖尿病：这三者并称为子宫内膜癌三联征，会直接或间接导致体内雌激素水平上升，增加患病风险。

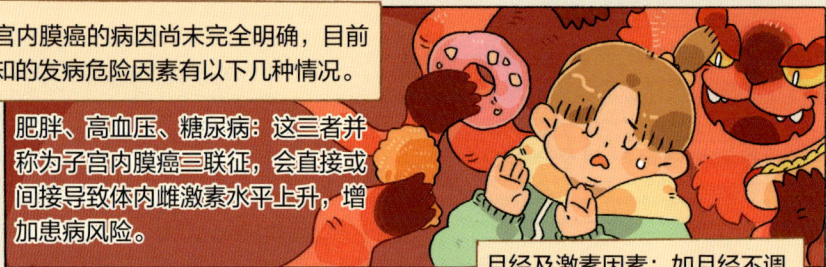

月经及激素因素：如月经不调、多囊卵巢综合征、无排卵性不孕、无排卵性月经异常等。

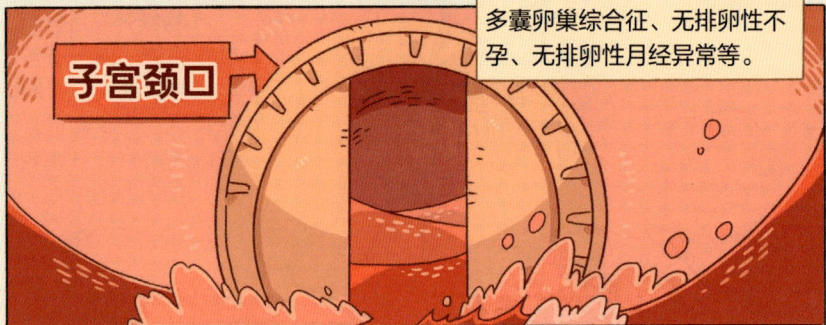

子宫颈口

初潮早与绝经晚：初潮早于 12 岁者，绝经晚于 50 岁者，患本病的风险增加。

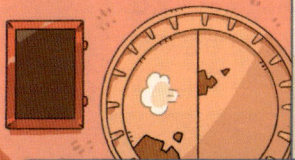

不孕或不育：妊娠可在一定程度上降低患本病的风险，最后一次妊娠年龄越高，患本病的概率越低。

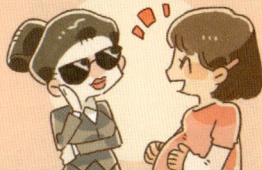

卵巢肿瘤：如颗粒细胞癌、卵泡膜细胞瘤等，可产生较高水平的雌激素，会增加患本病的风险。

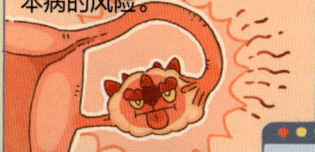

遗传因素：约 20% 子宫内膜癌患者有家族史；有遗传性非息肉病性结直肠癌（林奇综合征）、卵巢癌、乳腺癌家族史者，患本病的风险也增加。

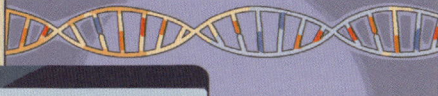

外源性雌激素：长期单一服用外源性雌激素。

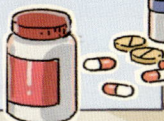

乳腺癌患者术后长期服用他莫昔芬，可能增加患本病的风险。

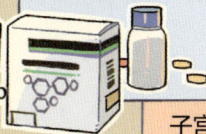

子宫内膜不典型增生：为癌前病变，如果未得到及时治疗，有癌变的可能性。

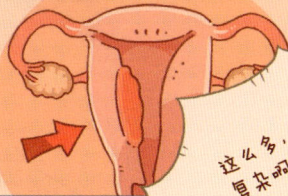

不良习惯：吸烟、饮酒等不良习惯与本病有一定的关联性。

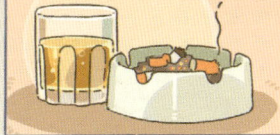

这么多，好复杂呀！！

子宫内膜癌患者会有哪些症状

可能出现如下症状。

阴道流血：绝经后阴道流血，通常量不多；未绝经者表现为经期延长、经量过多、经间期出血。

阴道排液：早期多为少量血性或浆液性分泌物；晚期发生感染、坏死，可排出脓血性液体伴恶臭。

疼痛：宫腔积液引起下腹阵发性疼痛，随着病情发展，可出现下肢或腰骶部疼痛。

其他症状：晚期或可触及下腹部包块，还可出现消瘦、贫血、发热、恶病质等。

怎么治疗子宫内膜癌

根据肿瘤分期、患者年龄、生育需求、全身状况等制订治疗方案。

治疗方法包括：手术、放疗、化疗、激素治疗、靶向治疗、免疫治疗、中医药等。

子宫内膜癌是预后较好的恶性肿瘤之一，重点在于早发现、早治疗。
早期以手术治疗为主，根据病情采取不同的术式，术后根据高危复发因素选择辅助治疗，如放化疗等。

有强烈生育愿望的早期子宫内膜癌患者，可考虑保守治疗以保留生育功能，但需经过全面、严格的治疗前评估，包括年龄、病理、影像学检查等，要全部达标才行。

可以准备手术了！

治疗后还要密切随访以监测病情变化，且在生育后立即行手术治疗。

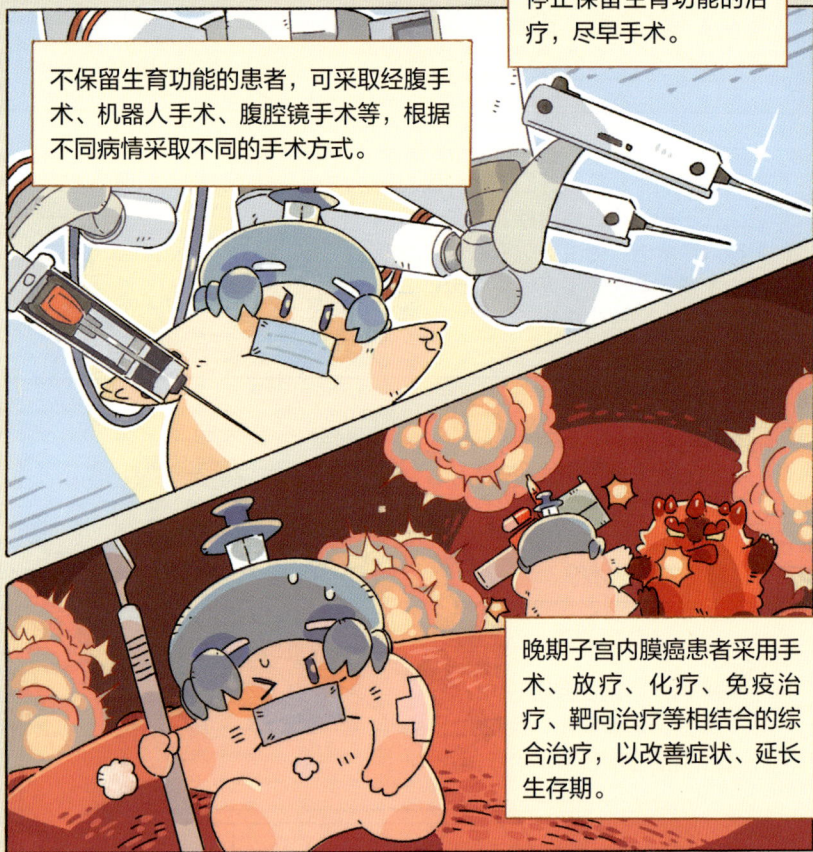

嘀嘀——

手术中

如果患者在保守治疗期间病情出现进展，或者治疗 6~12 个月子宫内膜癌持续存在者，建议停止保留生育功能的治疗，尽早手术。

不保留生育功能的患者，可采取经腹手术、机器人手术、腹腔镜手术等，根据不同病情采取不同的手术方式。

晚期子宫内膜癌患者采用手术、放疗、化疗、免疫治疗、靶向治疗等相结合的综合治疗，以改善症状、延长生存期。

怎么预防子宫内膜癌

改善生活方式：健康饮食，适当锻炼，维持健康体重。

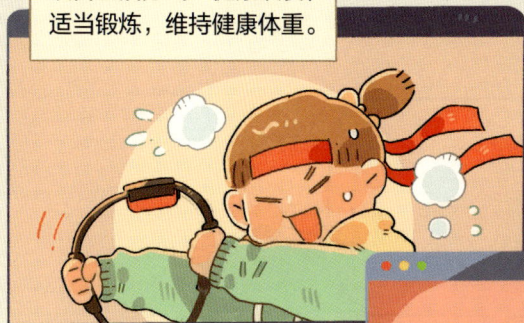

观察月经改变：女性如有异常阴道流血或排液要及时就诊。

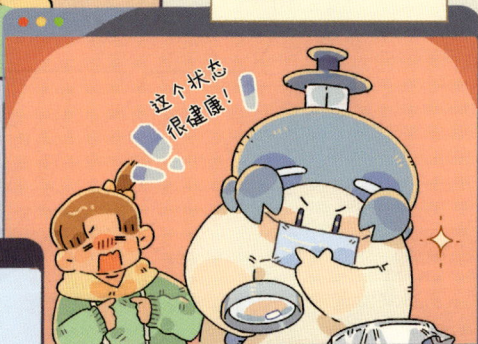

这个状态很健康！

勿盲目使用外源性雌激素：女性要在医师指导下正确使用雌激素，严格掌握适用范围、剂量及方法。

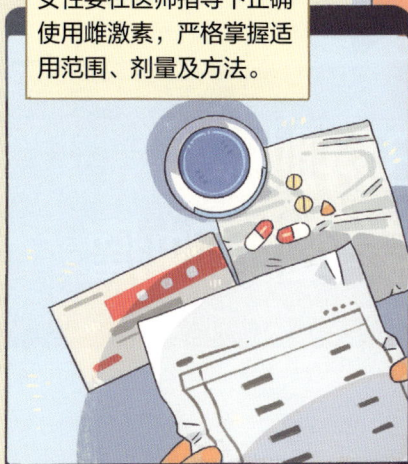

有高危因素的人群：患有妇科疾病的人群要积极治疗；日常做好防癌常规检查，定期筛查，监测子宫内膜情况。

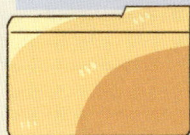

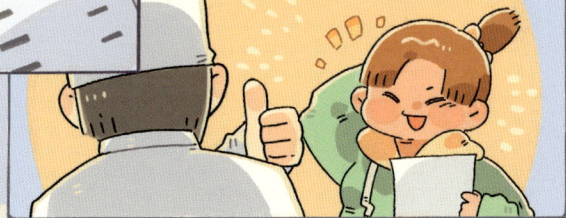

（王永鹏）

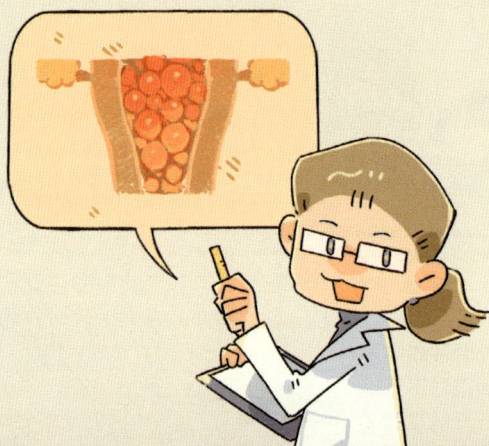

15

复杂的妇科肿瘤
——恶性滋养细胞肿瘤

42岁的叶太太在二胎怀孕体检时，超声检查提示是葡萄胎！于是做了清宫术。术后三个月复查发现肺部小结节，检查后确诊为侵蚀性葡萄胎肺转移。

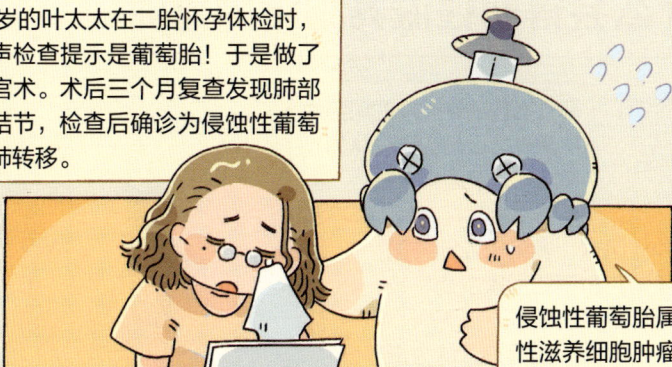

侵蚀性葡萄胎属于恶性滋养细胞肿瘤，这是什么病？

复杂的妇科肿瘤
一、恶性滋养细胞肿瘤

滋养细胞肿瘤是一种与妊娠相关的疾病，也就是说不怀孕就不会患病，发病率很低，临床很少见。本病是由胎盘滋养细胞异常增生所致，分为良性与恶性两种。

其中良性的为葡萄胎，恶性的为侵蚀性葡萄胎和绒毛膜癌。在恶性滋养细胞肿瘤中，约60%的患者发病前患有葡萄胎。

侵蚀性葡萄胎　绒毛膜癌

大部分葡萄胎可通过清宫术治愈；一小部分葡萄胎可能在清宫术后6个月内发展为侵蚀性葡萄胎；绒毛膜癌常常继发于葡萄胎、流产或足月分娩后。

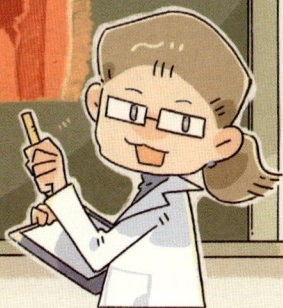

为什么会得恶性滋养细胞肿瘤呢

恶性滋养细胞肿瘤的病因尚不明确，目前的研究认为，可能与以下因素有关。

种族因素：多见于亚洲各国，在我国和东南亚国家发病率较高。调查中发现东方人占 72%，白种人占 14%，因而有人认为滋养细胞疾病的发生存在种族倾向性。

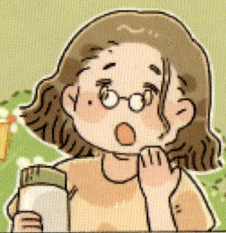

营养因素：研究表明，饮食中缺乏维生素 A 及其前体胡萝卜素和动物脂肪者发生滋养细胞肿瘤的概率显著升高。

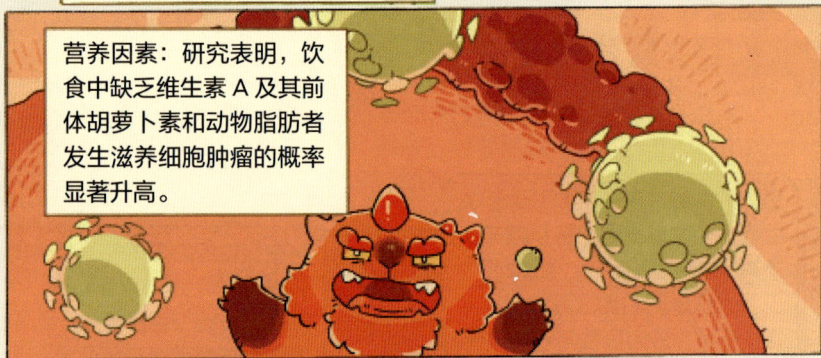

年龄因素：年龄是高危因素，年龄大于 40 岁和小于 20 岁的人群滋养细胞肿瘤的发生率升高。

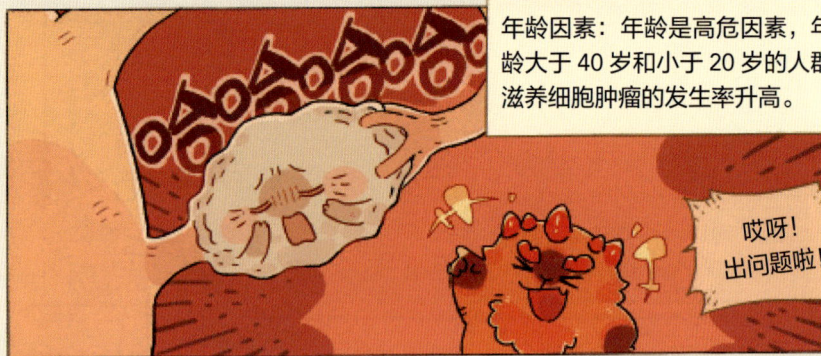

哎呀！
出问题啦！

流产和不孕史也是
高危因素。

遗传因素：在滋养细胞
肿瘤的发病中，染色体
异常起主要作用。

社会经济因素：经济条
件差的地区，更易患滋
养细胞肿瘤。

内分泌失调因素：可能
与卵巢功能衰退有关。

恶性滋养细胞肿瘤患者会有哪些症状呢

侵蚀性葡萄胎

阴道流血：葡萄胎行清宫术后，患者持续出现不规则阴道流血；部分患者可在葡萄胎排出后先有几次正常月经，然后停经，再出现阴道流血。

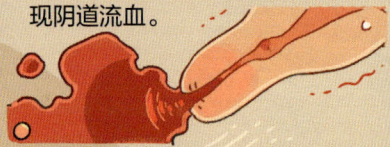

腹痛：疼痛系由病变侵蚀子宫肌层、穿破浆膜所致。

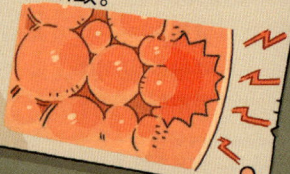

卵巢黄素化囊肿：有时妇科检查时可摸到双侧或一侧有卵巢黄素化囊肿。

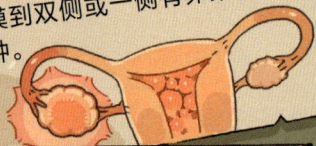

子宫增大：检查可见子宫增大、质软或有压痛。

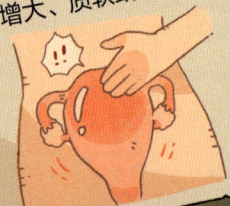

转移灶症状：转移多见于阴道与肺，偶尔见于脑，其他脏器转移较少见。阴道转移者出现阴道紫蓝色结节或出血；肺转移者出现咳痰带血、咯血等；脑转移者出现头痛、抽搐、偏瘫等。

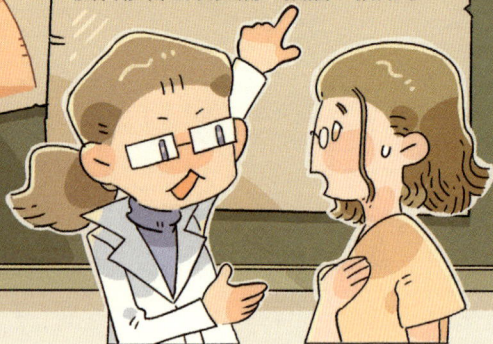

阴道流血：多见于葡萄胎、流产或足月产后，患者出现持续不规则阴道流血；有时可出现一段时期正常月经，然后停经，再出现阴道流血。

子宫增大：检查可见子宫增大、偏软，形状不规则。

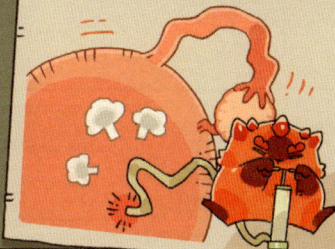

宫旁组织受累：宫旁组织内有转移瘤或发生动静脉瘘时，子宫两侧动脉明显搏动，可触到猫喘样血流漩涡。

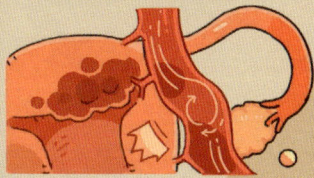

卵巢黄素化囊肿：小部分患者可摸到双侧或一侧有卵巢黄素化囊肿。

转移症状：阴道转移时可发现阴道有结节，结节破溃时可致阴道大出血；肺转移时可出现咯血、胸痛等；脑转移时可出现头痛、喷射性呕吐、抽搐、偏瘫、昏迷等；肝脾转移时可出现肝脾肿大、上腹闷胀、黄疸等，发生破溃可出现腹腔内出血、急性腹痛等；消化道转移时可出现呕血、柏油样便等；肾转移时可出现血尿等……

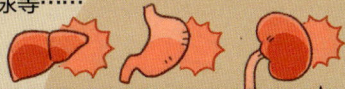

怎么治疗恶性滋养细胞肿瘤

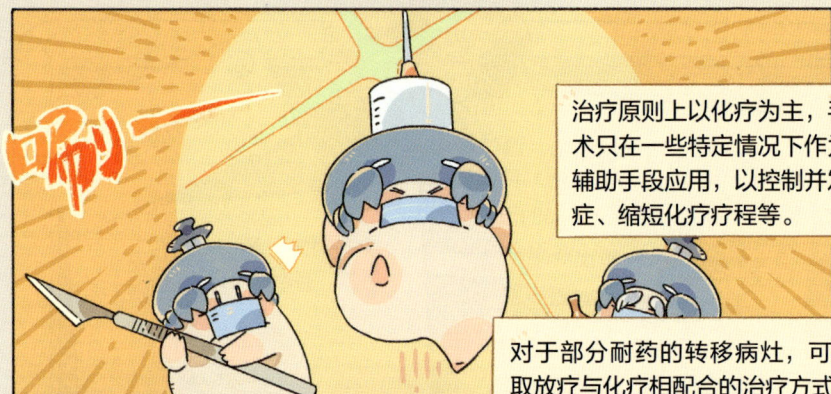

治疗原则上以化疗为主，手术只在一些特定情况下作为辅助手段应用，以控制并发症、缩短化疗疗程等。

对于部分耐药的转移病灶，可采取放疗与化疗相配合的治疗方式；也可应用中医药以改善症状。

恶性滋养细胞肿瘤对化疗非常敏感，临床疗效很好，多数患者通过化疗可以治愈，且治愈后对再生育、妊娠和后代都没有影响！

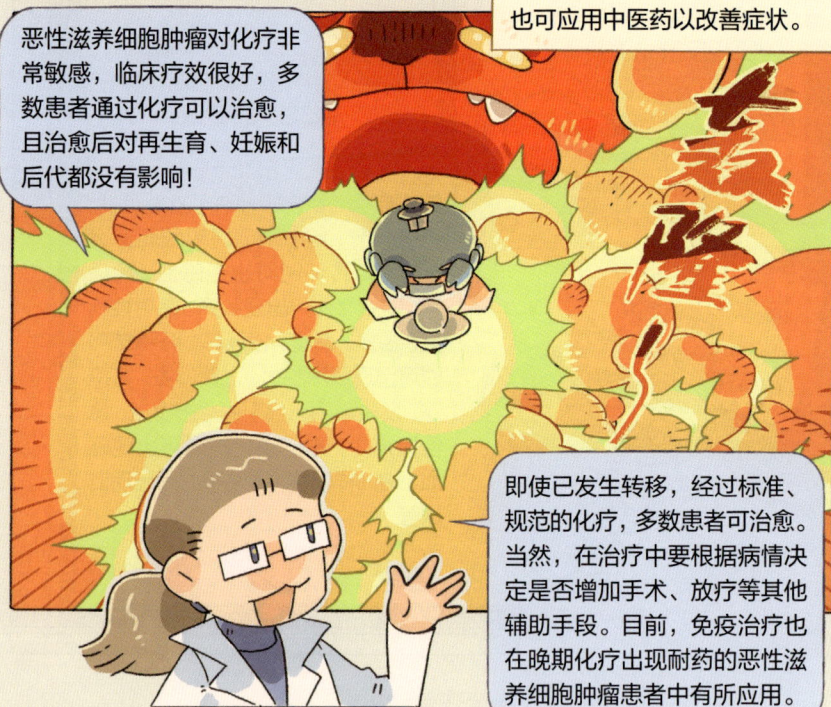

即使已发生转移，经过标准、规范的化疗，多数患者可治愈。当然，在治疗中要根据病情决定是否增加手术、放疗等其他辅助手段。目前，免疫治疗也在晚期化疗出现耐药的恶性滋养细胞肿瘤患者中有所应用。

怎么预防恶性滋养细胞肿瘤

由于病因不明，尚未有确定的预防手段，但以下方法有助于在一定程度上降低恶性滋养细胞肿瘤的发生率。

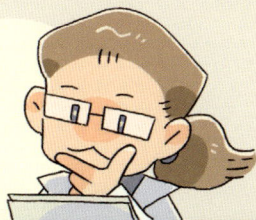

适龄结婚、生育：尽量避免 <20 岁或 >40 岁怀孕。

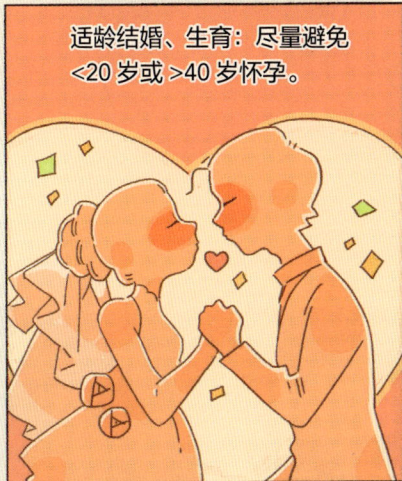

避孕措施：因本病与妊娠有关，做好避孕措施可减少发病率。

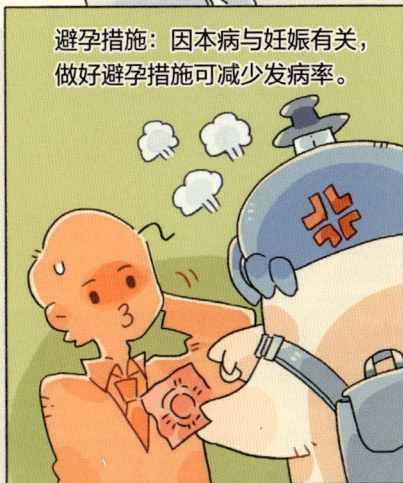

对于患者：要规范治疗葡萄胎，并做好葡萄胎治疗后的随访，对恶变患者做到早发现、早诊断、早治疗。

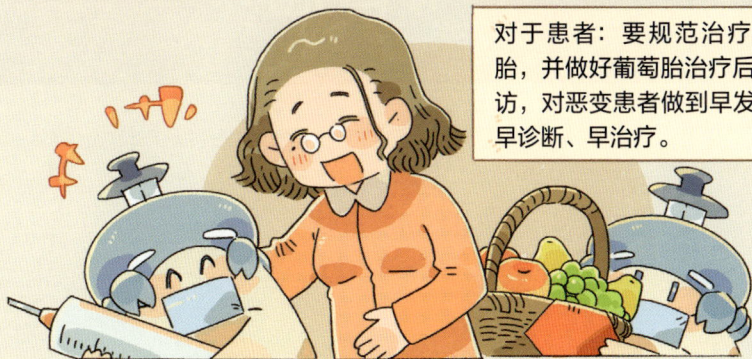

（高岩）

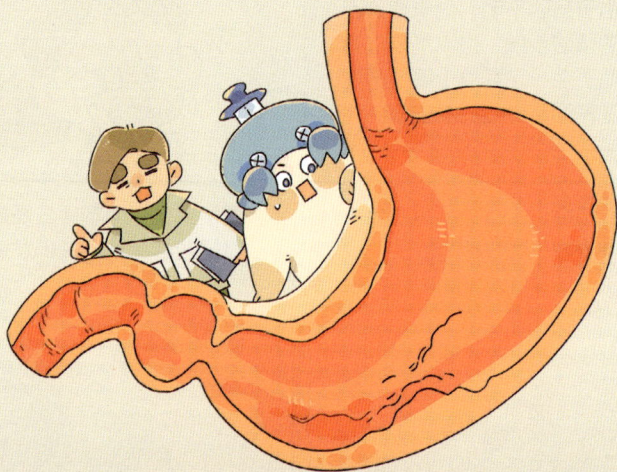

16

吃出来的肿瘤
——胃癌

78 岁的文大爷近期做胃镜时被发现胃部有一个微小的病灶，活检提示是胃癌！

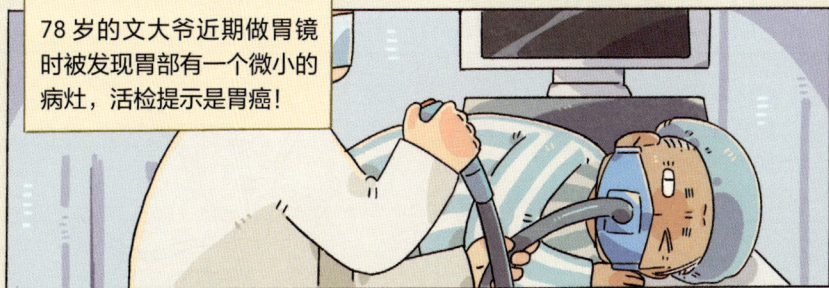

吃出来的肿瘤——胃癌

胃癌是起源于胃黏膜上皮的恶性肿瘤，在我国，其发病率和死亡率居于所有恶性肿瘤的前列。

好发年龄在 50 岁以上，男性发病率是女性的 2 倍及以上。

发病有明显的地域差别，我国西北与东部沿海地区发病率明显高于南方地区，常见病理类型为腺癌。

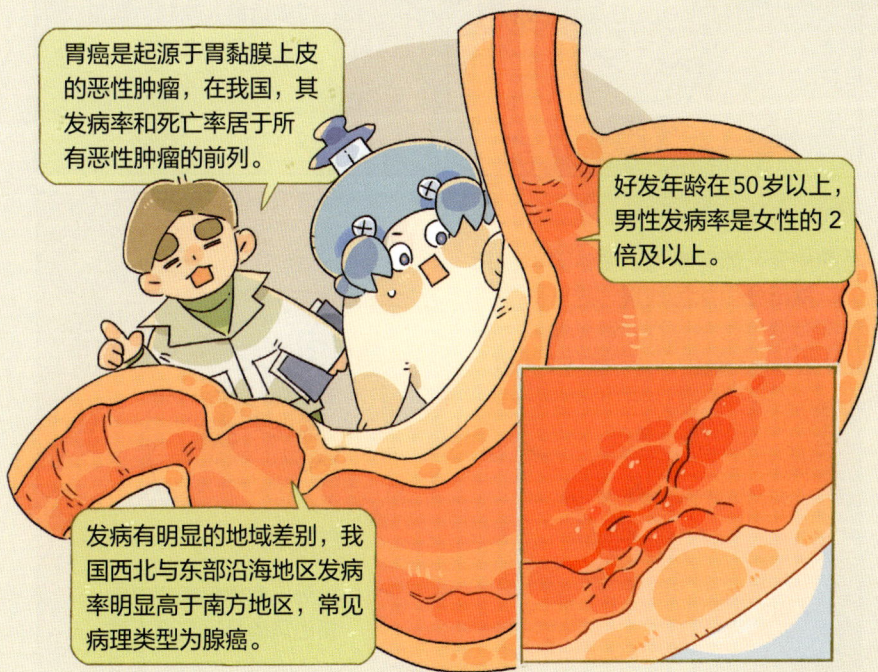

为什么会得胃癌呢

具体病因尚未明确，目前发现以下因素可能增加胃癌发生的风险。

感染因素：感染幽门螺杆菌者，患胃癌的风险明显增加。

生活因素：吸烟、酗酒，过多地摄入腌制、烟熏、霉变、高盐食物等。

嘤嘤……

癌前病变：如胃息肉、慢性萎缩性胃炎、胃部分切除后残胃，这些病变可能伴有慢性炎症过程、胃黏膜肠上皮化生或非典型增生，有可能转变为癌。

咔!!

此外，有胃癌家族史者，胃癌风险高于普通人群。

胃癌患者会有哪些症状呢

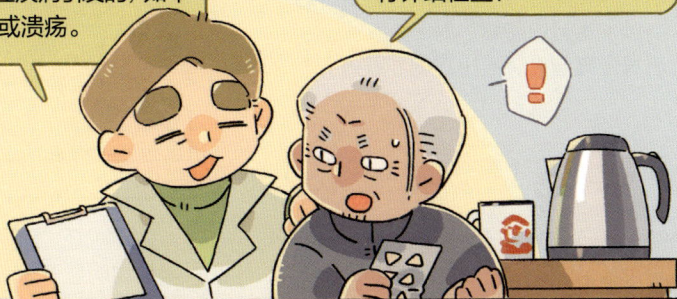

有人说胃癌是突然来临的，也就是说其症状缺乏特异性。以下症状可能是由良性疾病引发的，如单纯的消化不良或溃疡。

如果症状长期持续或逐渐加重，就应该去医院就诊，进行详细检查！

早期胃癌

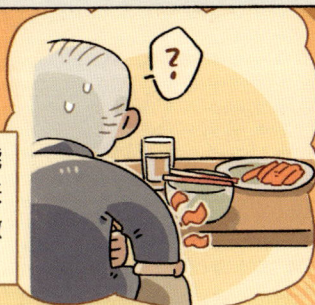

大部分患者无明显症状，部分患者可能会出现消化不良和胃部不适、饭后饱胀感、轻度恶心、食欲减退、烧心等轻微不适。

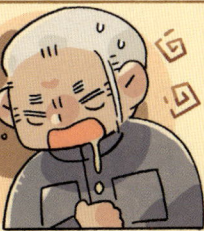

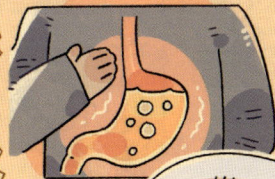

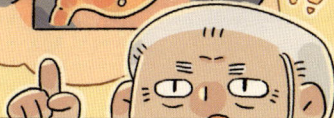

如此这般……

进展期胃癌

上腹疼痛： 左上腹疼痛，无明显规律，与进食无关，少部分患者因伴有胃溃疡，表现为进食时疼痛。
若胰腺和腹腔神经丛受侵，则表现为疼痛持续加重且向腰背放射。
若导致胃穿孔，可出现剧烈腹痛。

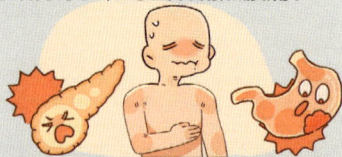

消化不良： 厌食以及无规律的恶心、呕吐、反酸、嗳气等。

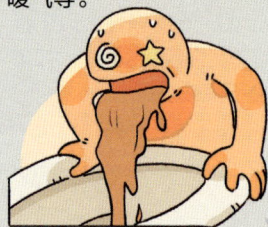

呕血、黑便： 由肿瘤组织破坏血管导致消化道出血引起。

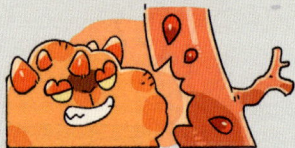

体重减轻： 短期内体重明显下降。

贫血： 表现为面色苍白伴乏力。

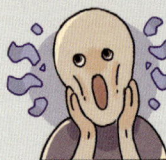

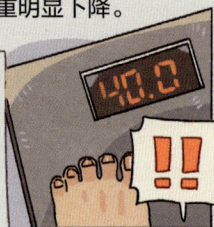

腹部肿块： 按压时可触及包块并有疼痛感。

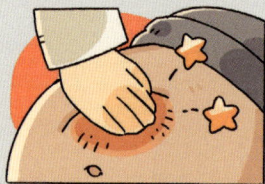

转移症状： 肝门淋巴结转移或压迫胆总管时出现黄疸；向远处淋巴结转移时，可在左锁骨上触及肿大的淋巴结等。

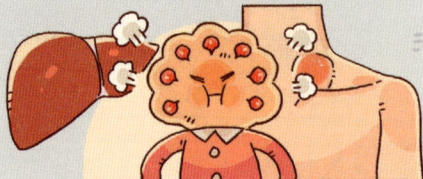

怎么治疗胃癌

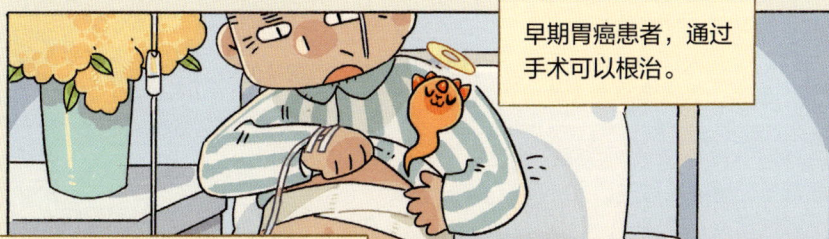

早期胃癌患者，通过手术可以根治。

进展期胃癌患者，根据病理类型及临床分期，采取以手术治疗为主，联合围手术期化疗、放疗、靶向治疗、中医药等手段的综合治疗。

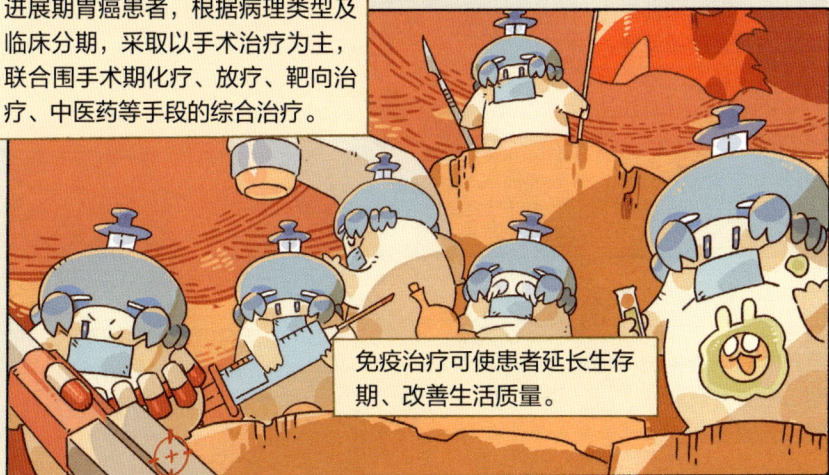

免疫治疗可使患者延长生存期、改善生活质量。

胃癌的预后与分期密切相关，早期胃癌患者治愈率较高，所以早发现、早诊断、早治疗非常重要。

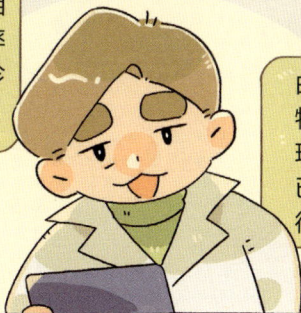

由于胃癌症状隐匿且无特异性，较难早期发现，大部分患者发现时已是进展期，定期体检很重要。

怎么预防胃癌呢

高危人群定期筛查，及时发现和处理癌前病变。40 岁以上的人群中符合以下任一条者，为胃癌高危人群。

感染幽门螺杆菌

胃癌高发地区人群

患有慢性萎缩性胃炎、肥厚性胃炎、胃溃疡、胃息肉，做过胃部手术以及出现恶性贫血等。

其他高危因素：如高盐饮食、腌制饮食、吸烟、重度饮酒等人群。

有胃癌家族史者

用药方面：避免长期口服对胃刺激性较大的药物。

生活习惯：戒除烟酒，适当运动，维持健康体重，保持乐观心态。

饮食方面：三餐要规律、细嚼慢咽，采用分餐制、使用公筷，清淡饮食，多食用蔬菜水果！

少食用熏腌食品，避免高盐、霉变食物（剩菜剩饭）、避免暴饮暴食等！

（赵岩）

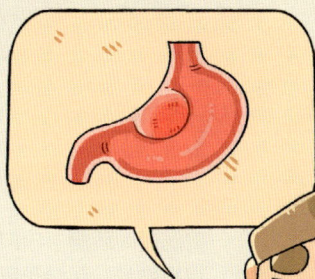

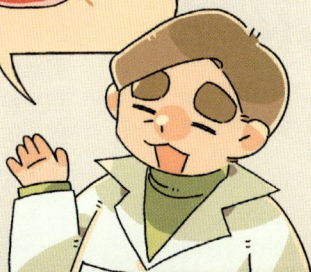

像皮球一样的肿瘤
——胃肠道间质瘤

17

近段时间，闫大妈经常肚子胀，以为是胃炎，前几天大便发黑，去医院做了检查，说是胃肠道间质瘤，这是什么疾病？

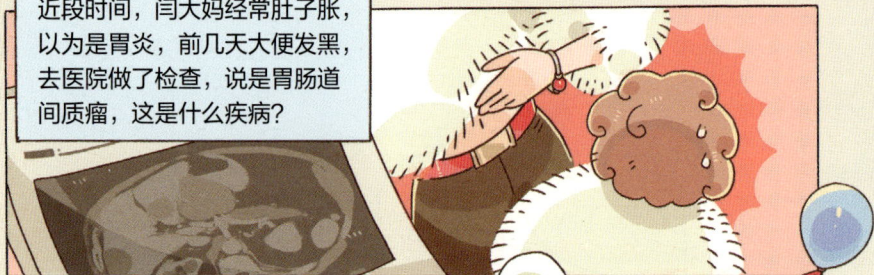

像皮球一样的肿瘤——胃肠道间质瘤

胃肠道间质瘤（GIST）是一种软组织肿瘤，起源于胃肠道间叶组织。可发生于消化道任何部位，多见于胃和小肠。发病率较低，男女发病率相当，发病年龄多为50岁以上，55~65岁高发。

它属于交界性肿瘤，不能简单判定良性还是恶性，具有恶性倾向，恶性风险高低与肿瘤大小、部位及核分裂象有关。

按肿瘤体积大致分类如下。
极低危（瘤体 <2cm）
低危（瘤体 2~5cm）
中危（瘤体 5~10cm）
高危（瘤体 >10cm）

极低危的胃肠道间质瘤被认为是良性肿瘤，低危与中危患者预后较好，高危患者易复发、转移。

为什么会得胃肠道间质瘤呢

胃肠道间质瘤的确切病因目前尚不清楚。

目前发现大部分患者存在 C-KIT（属于原癌基因）突变，小部分存在血小板衍生生长因子受体-α（PDGFR-α）基因突变，还有小部分患者存在其他基因或蛋白异常。

与发病相关的危险因素有以下几种。

噗噗噗～

遗传因素：一些遗传性疾病可增加胃肠道间质瘤风险，如原发性家族性 GIST 综合征、Carney-Stratakis 综合征、1 型神经纤维瘤病等。

环境因素：空气、水的污染，以及放射性因素等，可能会增加胃肠道间质瘤的发病风险。

胃肠道间质瘤患者会有哪些症状呢

症状与肿瘤部位、大小及生长方式有关，通常早期肿瘤较小的患者没有明显症状，随着肿瘤增长可能出现以下症状。

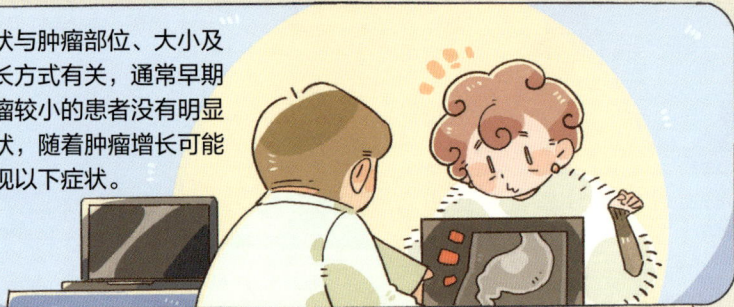

消化道不适：呃逆、吞咽困难、恶心、呕吐、早饱、腹胀、腹痛、胃肠道梗阻等。

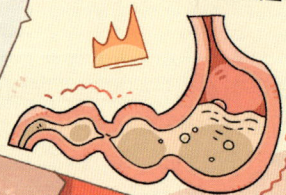

胃肠道出血：呕血或黑便。

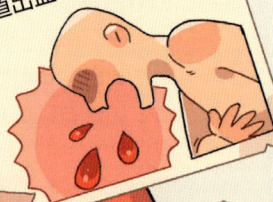

其他症状：贫血、乏力、可摸到腹部包块等。

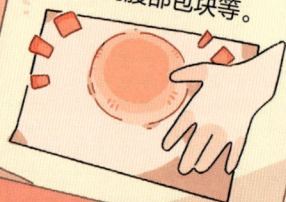

肿瘤转移症状：常见转移途径为腹腔内种植或通过血行转移至肝。发生肝转移时可出现肝区疼痛、黄疸等。

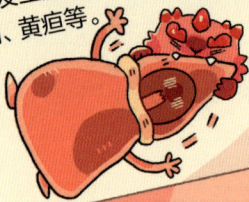

怎么治疗胃肠道间质瘤

根据肿瘤的部位、大小、是否局限、有无转移等情况进行评估后，制订个体化综合治疗方案。

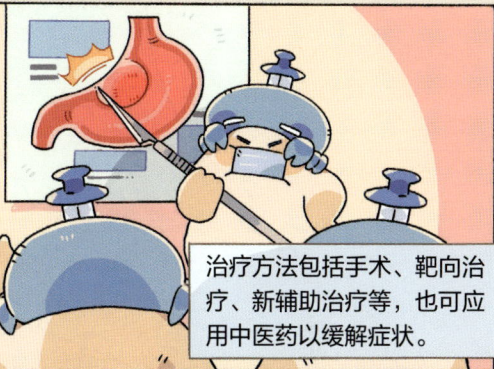

治疗方法包括手术、靶向治疗、新辅助治疗等，也可应用中医药以缓解症状。

良性肿瘤无需治疗，定期观察即可。

瘤体较大或已出现明显症状的患者，应尽早手术切除。手术是胃肠道间质瘤最主要的治疗手段，有多种手术方式，需要根据患者病情进行选择。

对于无法手术的患者，靶向药物可用于控制病情；也可作为辅助治疗手段，应用于有中高危复发风险的患者，防止术后复发。

支持治疗可预防或缓解患者在治疗过程中发生的心理问题和身体不适。

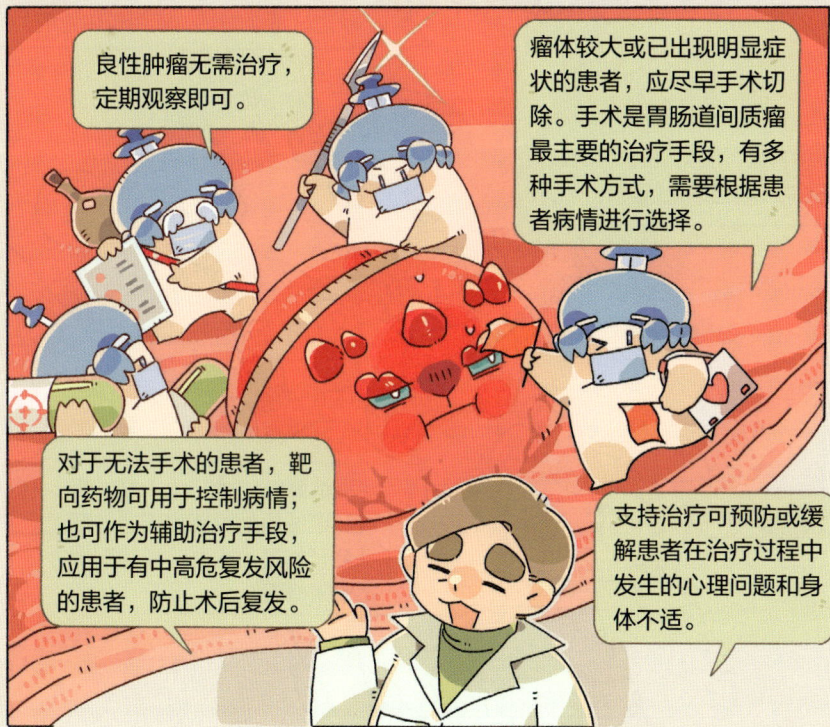

119

怎么预防胃肠道间质瘤

由于病因不明，尚无确定性预防手段，目前主要针对高危因素进行预防。

生活方面：戒除烟酒；清淡饮食，均衡营养，以易消化食物为主，少食多餐；规律作息，避免熬夜，保持乐观状态；适当锻炼，增强机体免疫力。

环境方面：避免接触有毒致癌物质以及放射线辐射。

定期检查：40岁以上人群、有胃肠道间质瘤家族史或患肿瘤综合征的高危人群，应定期做胃肠镜检查。

（刘勇）

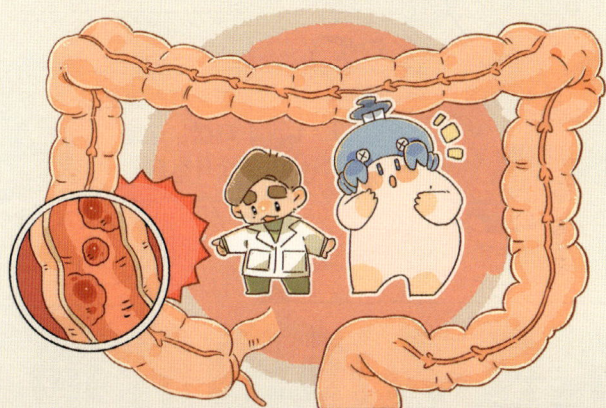

18

潜伏在肠道的肿瘤
——结直肠癌

老吴特别爱吃肉，不爱吃蔬菜，因工作原因经常久坐，很少运动。

近几个月总有便不净的感觉，去卫生间很频繁，有时还很急，但却没排出多少大便，偶尔还有血便或黑便。于是去医院做了肠镜等检查。

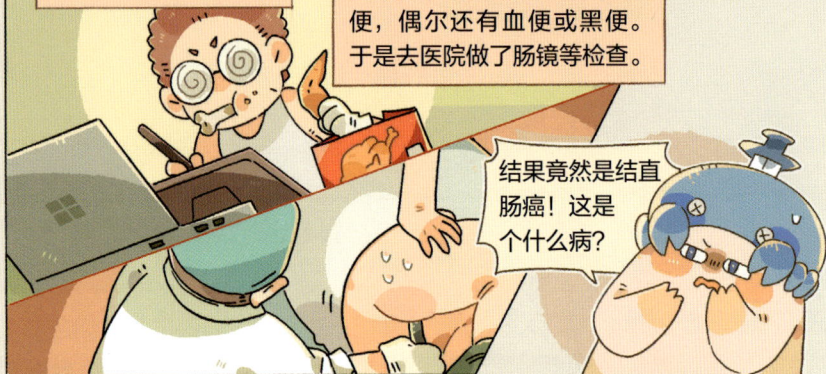

结果竟然是结直肠癌！这是个什么病？

潜伏在肠道的肿瘤——结直肠癌

结直肠癌俗称大肠癌，包括结肠癌和直肠癌。在我国以直肠癌最为多见，其次为结肠癌。

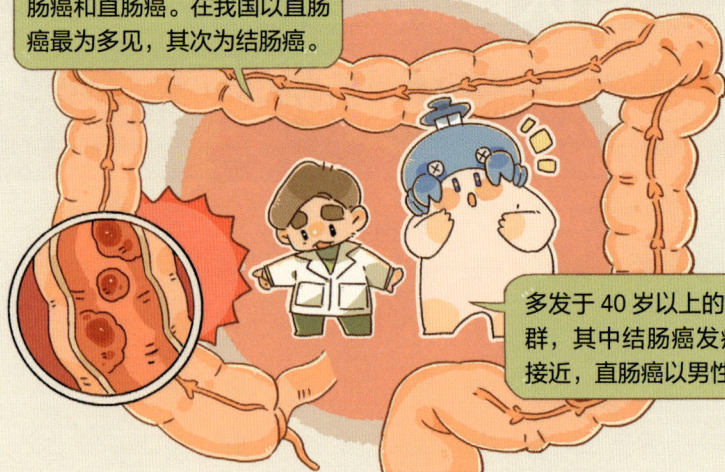

多发于 40 岁以上的中老年人群，其中结肠癌发病率男女接近，直肠癌以男性多见。

为什么会得结直肠癌呢

病因尚未完全明确，目前已知的危险因素有以下几种。

饮食因素：如低纤维素、高脂高蛋白饮食，缺乏维生素A、C、E及微量元素硒等。

遗传因素：如家族性腺瘤性息肉病、一级亲属中有患大肠癌者发病风险增加。

不良习惯：长期酗酒，长期吸烟，缺乏运动，肥胖/超重等。

大肠良性病变：如溃疡性结肠炎、大肠腺瘤、大肠息肉、血吸虫病等。

结直肠癌患者会有哪些症状呢

结直肠癌患者早期症状不明显，随着癌肿逐渐增大，可能出现以下症状。

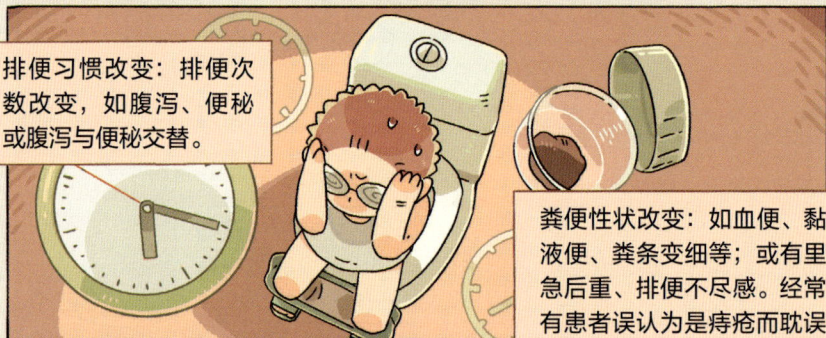

排便习惯改变：排便次数改变，如腹泻、便秘或腹泻与便秘交替。

粪便性状改变：如血便、黏液便、粪条变细等；或有里急后重、排便不尽感。经常有患者误认为是痔疮而耽误病情。

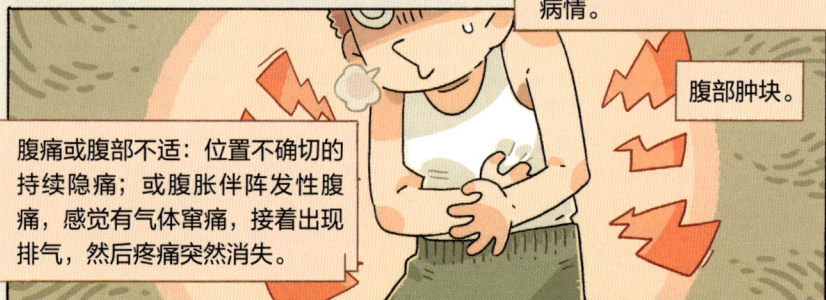

腹部肿块。

腹痛或腹部不适：位置不确切的持续隐痛；或腹胀伴阵发性腹痛，感觉有气体窜痛，接着出现排气，然后疼痛突然消失。

贫血及全身症状：无其他原因的缺铁性贫血；消瘦、乏力、低热等。

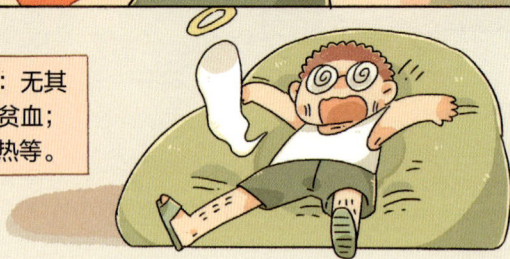

怎么治疗结直肠癌

采取以手术为主的综合治疗方案。根据肿瘤类型、分期和患者身体状况，制订个体化治疗方案，包括手术、放疗、化疗、消融介入、靶向治疗、免疫治疗、中医药等方法。

癌肿的侵犯范围不同，治疗方案也不相同。早期结直肠癌患者通过手术可以根治。

中晚期结直肠癌患者多采取以手术为主的综合治疗，建议通过多学科团队（MDT）诊疗模式决定治疗方案。

啪！

可行术前同步放化疗，术后辅助放化疗、靶向治疗、中医药、免疫治疗等方法。

对于不能手术的部分中晚期结直肠癌患者，可采用放化疗、靶向治疗、中医药、免疫治疗等方法，以延长生命、改善症状。

怎样预防结直肠癌

生活方式：戒除烟酒；适度运动，保持健康体重；均衡营养，减少高脂、高蛋白食物摄入，增加高纤维食物。

无症状健康人群，要注意结直肠癌筛查！

一般风险人群结直肠癌筛查

年龄 50～74 岁个体首次筛查常进行高危因素问卷调查和免疫法大便隐血检测，阳性者行结肠镜检查。

后续筛查每年至少进行 1 次免疫法大便隐血检测，阳性者行结肠镜检查。

嘣～

在有条件的地区，50～74 岁个体，直接进行结肠镜检查，结肠镜检查未发现肠道肿瘤者，每隔 5 年行 1 次结肠镜检查。

如有肠镜检查禁忌者，可行粪便 DNA 检测或 CT 结肠成像。

高风险人群结直肠癌筛查

有结直肠腺瘤病史、结直肠癌家族史和炎症性肠病者为高危人群，应自40岁始每年进行结直肠癌筛查。

有结直肠癌家族史者进行基因检测，家系中突变基因携带者定期进行结肠镜检查，非突变基因携带者按一般风险人群筛查。

炎症性肠病患者定期到专科就诊，根据病变范围、程度和年限与医师商定结肠镜检查间隔。

最后，重点提醒！结直肠癌患者的初始治疗非常重要，不同类型结直肠癌患者的生物学行为及可选择治疗方案完全不同。

一旦确诊为结直肠癌，患者应及时到正规医院肿瘤专科就诊，避免耽误治疗！

（张睿　张昊）

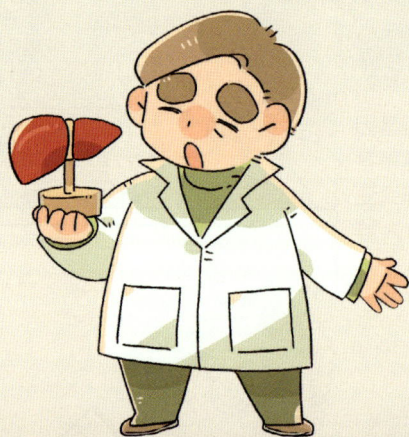

19

隐形杀手
——肝癌

45岁的卢先生在十几年前的体检中发现患有慢性乙型肝炎，因为没有什么症状便没在意，也未做过治疗。

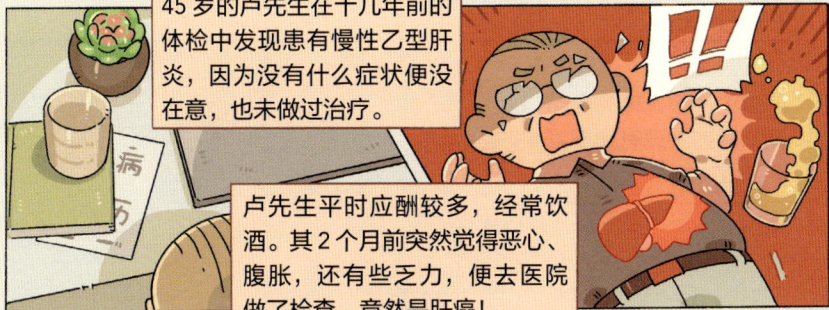

卢先生平时应酬较多，经常饮酒。其2个月前突然觉得恶心、腹胀，还有些乏力，便去医院做了检查，竟然是肝癌！

隐形杀手—肝癌

肝癌是发生于肝脏的恶性肿瘤，分为原发性和继发性两大类。

原发性肝癌是发生于肝细胞或肝内胆管上皮细胞的恶性肿瘤，还有混合型肝癌和一些少见型肝癌。

继发性肝癌为转移性肝癌。我们日常说的肝癌多指原发性肝癌。

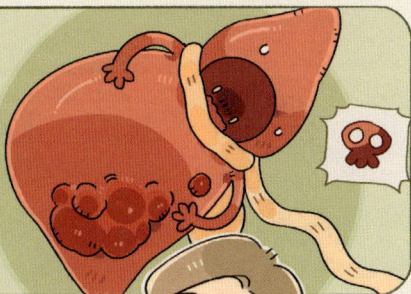

肝癌是我国常见恶性肿瘤之一。据统计，在全部恶性肿瘤中，肝癌发病率排第4位，死亡率排第2位，好发于中年男性，男女比例约为3.5：1。

它也被称为"隐形杀手"，很多人发现时就已经是中晚期，必须引起重视。

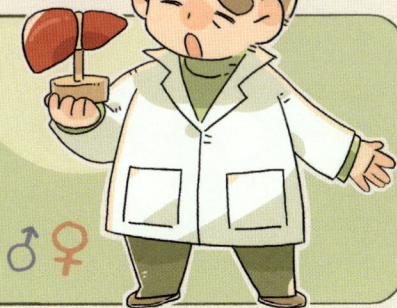

为什么会得肝癌呢

肝癌的病因尚未完全明确，目前发现有如下发病风险。

肝炎病毒感染：如乙型、丙型肝炎病毒，特别是慢性乙型肝炎有发展为肝硬化，进而再发展为肝癌的风险。

嗜酒：酒精中毒会导致肝硬化，增加患肝癌的风险。

肥胖：超重或肥胖可能导致脂肪肝，会增加患肝硬化和肝癌的风险。

遗传因素：肝癌有时会出现家族聚集现象。

吸烟：吸烟会增加患肝癌的风险。

糖尿病：2型糖尿病患者患肝癌的风险会增加。

环境及饮食因素：接触氯乙烯、二氧化钍等有毒物质；长期食用霉变食物（含黄曲霉毒素）、含亚硝胺的食物等；长期饮用被蓝绿藻类浮游生物污染的水等。

肝癌患者会有哪些症状呢

早期肝癌患者通常无症状，随着病情进展可能出现以下症状。

消化道症状：食欲减退、恶心、呕吐、腹泻、腹胀等。

肝区疼痛：右上腹或中上腹持续性隐痛、钝痛或胀痛。

发热：较常见，往往为持续性低热，用抗生素无效。

体重下降：消瘦、乏力。

检查或可见：肝大、黄疸、腹水、腹壁静脉曲张、肝区血管杂音、门脉高压征象等。

出血倾向：出现皮下瘀斑或易出血。

注意：肝癌的一些症状与其他肝脏疾病的症状相似，所以不能仅凭症状便确定是否患有肝癌。

转移症状：肝内播散转移可加重原有的门静脉高压；肝外转移则出现与转移部位或脏器相关的症状。

怎么治疗肝癌

根据肝癌的分期、类型及患者的身体状况制订治疗方案。

治疗手段包括手术、介入治疗、消融、靶向治疗、免疫治疗、放疗、全身化疗等，中医药也多有应用。

肝癌首选手术治疗，早中期多采取手术、移植、消融治疗。

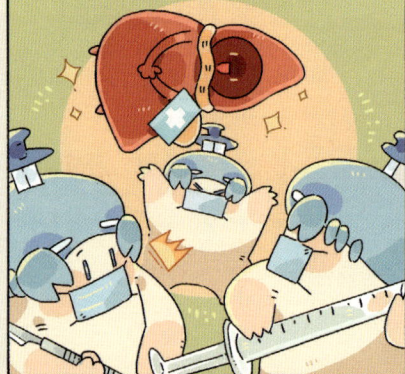

晚期多采取转化治疗、放疗、靶向治疗、免疫治疗及联合治疗。

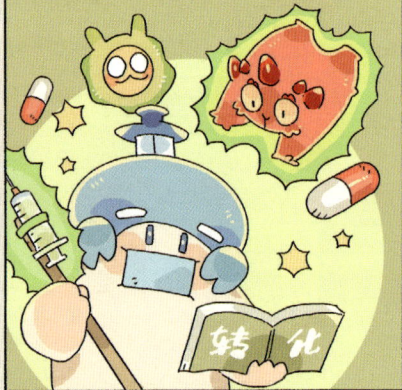

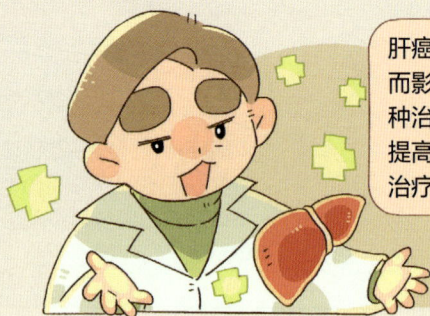

肝癌往往会影响多个脏器的功能，从而影响患者的生活质量和生存期，多种治疗方式共存、多学科协作治疗可提高患者的生活质量、延长生存期；治疗后应密切观察和随访。

怎么预防肝癌呢

预防肝癌要注意以下方面。

避免感染病毒：避免感染乙型肝炎和丙型肝炎病毒，有风险的人群接种乙肝疫苗。

规范治疗基础疾病：有肝炎、脂肪肝、酒精性肝病的患者，应积极治疗；糖尿病患者要做好慢性疾病控制。

戒除烟酒，适当运动，保持健康体重。

饮食及环境：均衡营养；勿食用霉变食物（如发苦、霉变的坚果等）；勿接触有毒化学物质等。

避免长期情绪紧张，保持乐观心态。

有以上危险因素者需每3~6个月到专业的医院进行肝炎系列、彩色超声、甲胎蛋白、肝功能、血常规、CA19-9等检查。

（马作红）

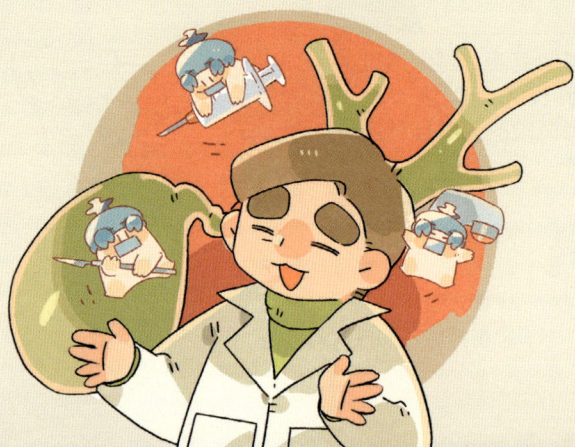

20

癌中之王（一）
——胆管癌

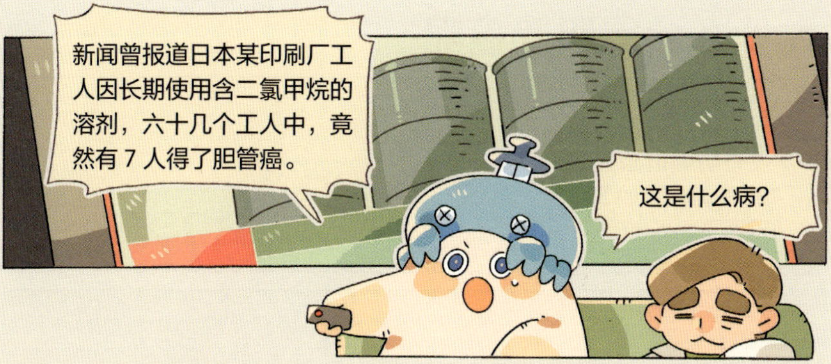

新闻曾报道日本某印刷厂工人因长期使用含二氯甲烷的溶剂，六十几个工人中，竟然有 7 人得了胆管癌。

这是什么病？

癌中之王（一）——胆管癌

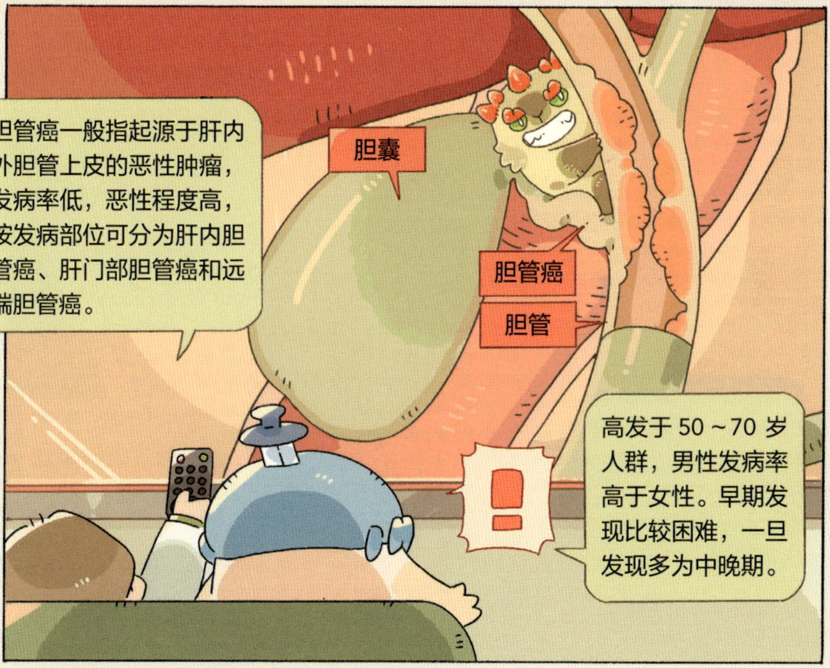

胆管癌一般指起源于肝内外胆管上皮的恶性肿瘤，发病率低，恶性程度高，按发病部位可分为肝内胆管癌、肝门部胆管癌和远端胆管癌。

胆囊

胆管癌

胆管

高发于 50～70 岁人群，男性发病率高于女性。早期发现比较困难，一旦发现多为中晚期。

为什么会得胆管癌呢

大部分胆管癌患者为散发，80% 没有明确危险因素，目前已知的危险因素如下。

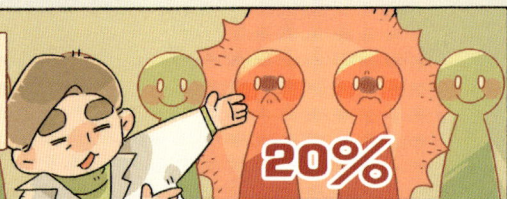

20%

原发性硬化性胆管炎：是一种因长期胆管周围炎症导致的以肝内外胆管多发性狭窄为特征的自身免疫性疾病，此类患者中胆管癌发生率为 9%~31%，是一般人群的 1 500 倍。

胆管扩张症：该病患者胆管癌的发生率为 6%~30%，因其常伴随胰胆管汇合异常，胰液易反流至胆道导致胆管慢性炎症及细菌感染，可增加癌变风险。

慢性肝胆管结石：慢性胆管炎症和胆汁淤滞会增加癌变风险。

寄生虫感染：肝吸虫在胆管内产卵，导致慢性炎症并引发胆管上皮的恶性改变。

环境或职业因素：工作中长期接触二氯甲烷的人群多发胆管癌。

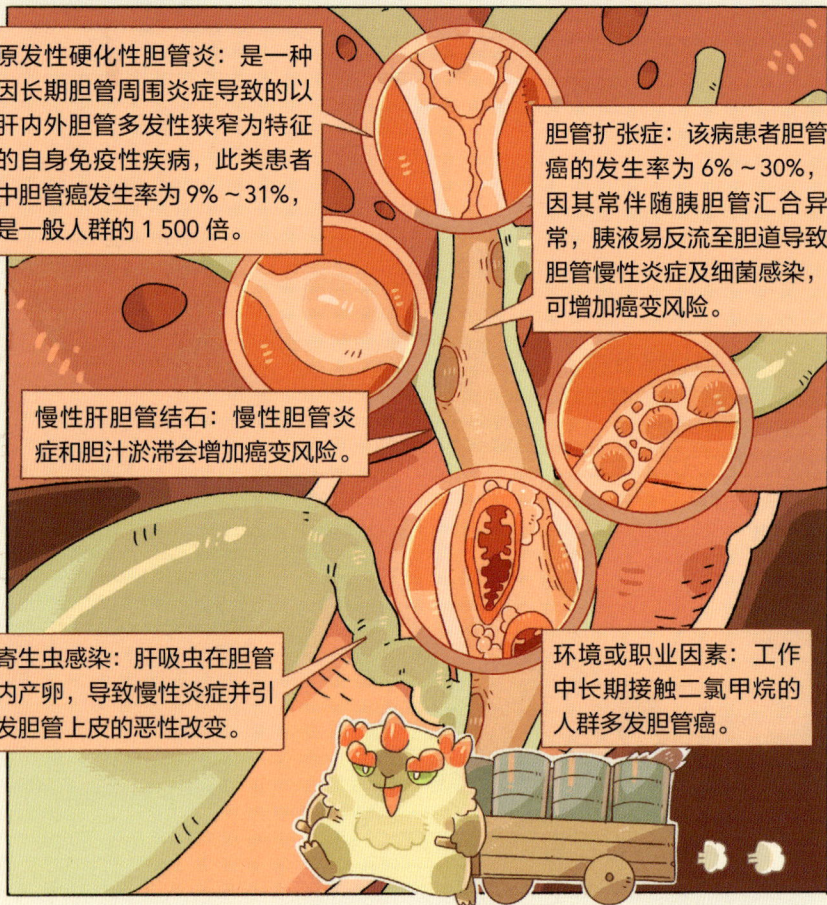

胆管癌患者会有哪些症状呢

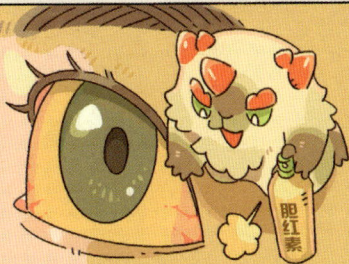

早期多无临床症状，可有右上腹不适和腹胀感；随着病情进展，可出现以下症状。

梗阻性黄疸：巩膜、皮肤黄染，大便灰白，尿色深黄。

食欲减退，乏力，皮肤瘙痒，体重下降，发热等。

我无法正常工作！

怎么治疗胆管癌

外科手术是胆管癌的主要治疗手段，也是目前可能治愈胆管癌的唯一有效手段。

非手术治疗包括化疗、靶向治疗、放疗、免疫治疗、光动力治疗、姑息性胆道引流等。

外科手术是最主要的治疗方式，化疗、放疗、转化治疗或辅助治疗可为患者带来治愈或延长生命的希望。

总之，早发现、早诊断、早治疗非常关键！

怎么预防胆管癌

由于病因不明，且尚无确切的预防手段，可针对高危因素进行预防。

有肝胆疾病者要积极治疗：包括慢性胆囊炎、肝吸虫病、胆管结石和硬化性胆管炎等。

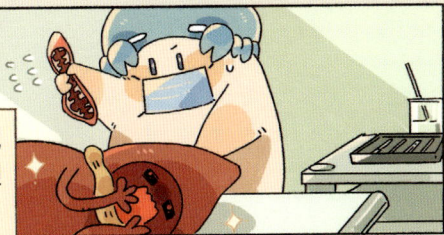

生活习惯：戒烟限酒，适当运动，均衡营养，健康饮食，勿进食感染寄生虫的食物，少吃熏烤食物，勿食霉变、隔夜饭菜。

环境方面：避免接触二氯甲烷等有毒物质。

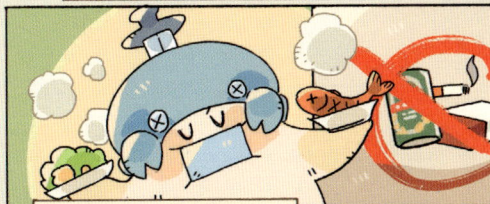

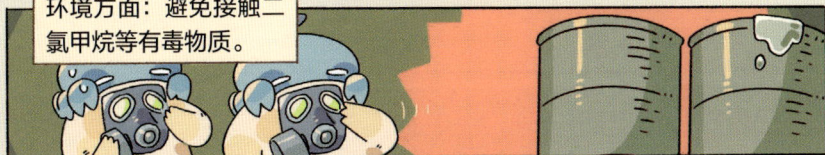

下列胆管癌发生的高危人群应定期体检

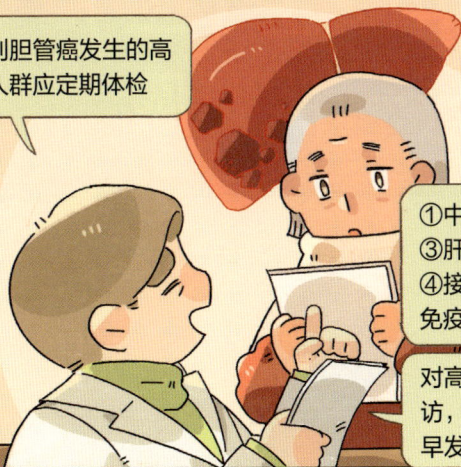

①中老年人。②有胆石症者。③肝胆系统慢性炎性病变者。④接触致癌物质者。⑤有自身免疫病者。

对高危人群应密切随访，定期检查，以期早发现、早治疗。

（马作红）

139

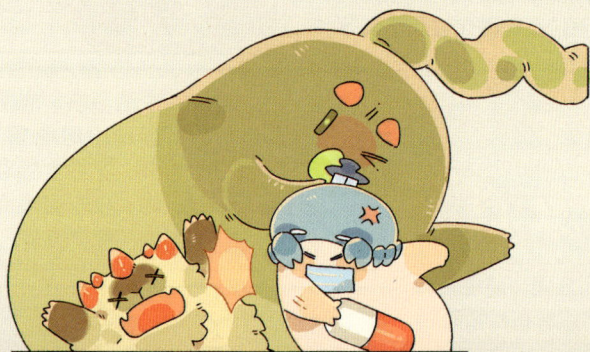

21

癌中之王（二）
——胆囊癌

65岁的作曲家冯先生，近一个多月来发现食欲减退，进食油腻食物会出现恶心。

呕

他到医院做了全面检查，发现竟然患了胆囊癌！胆囊癌是什么病？

癌中之王(二)—胆囊癌

胆囊位于右上腹肝脏脏面，通过疏松结缔组织与肝脏相连，像个梨形的口袋，是储存胆汁的仓库。

肝脏生产的胆汁流入胆囊，浓缩后储存起来。当我们吃油腻食物的时候，胆囊便释放出一些胆汁进入肠道，参与消化吸收。

胆囊癌是指发生于胆囊的恶性肿瘤，恶性程度较高，发病率随年龄增长而上升，女性发病率高于男性。

为什么会得胆囊癌呢

目前病因尚不明确，但研究认为以下危险因素可能诱发胆囊癌。

胆囊结石：胆囊癌患者中约85%的人合并胆囊结石。

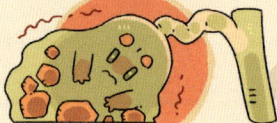

胆囊慢性炎症：胆囊组织的慢性炎症与胆囊肿瘤关系密切，会增加癌变风险。

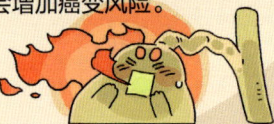

先天性胰胆管汇合异常：解剖变异导致胰液易反流入胆囊，易引起胆囊黏膜恶变。

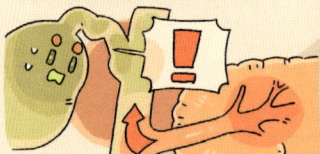

胆囊息肉：在某些情况下，胆囊息肉有恶变的倾向，具体如下。

（1）息肉直径 ≥ 1cm。
（2）息肉合并胆囊结石、胆囊炎。
（3）单发息肉或无蒂息肉短期内迅速增大（比如 >3mm/6 个月）。
（4）年龄 >50 岁的胆囊息肉患者。

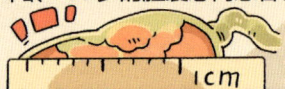

1cm

细菌感染：沙门菌、幽门螺杆菌感染所致的慢性细菌性胆管炎。

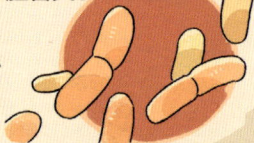

胆道系统感染：沙门菌、幽门螺杆菌感染所致的慢性细菌性胆道系统感染，会增加胆道黏膜上皮组织恶变的风险。

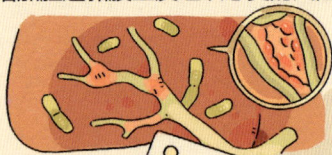

肥胖与糖尿病：此二者均存在机体代谢紊乱，易诱发胆囊结石，增加患胆囊癌的风险。

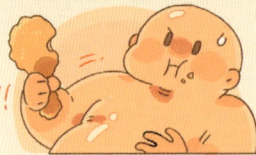

遗传因素：有胆囊结石、胆囊癌家族史者，发病风险增加。

胆囊癌患者会有哪些症状呢

胆囊癌无特异性临床症状，早期症状常被胆囊炎、胆石症及其并发症所掩盖，可能会伴随一些非特异性症状。

如腹部不适、食欲减退或体重减轻。

随着病情进展，可出现以下症状。

右上腹包块：肿瘤进展阻塞胆管时，可触及右上腹包块。

皮肤、巩膜黄染：随着肿瘤浸润生长，可堵塞相近胆管造成梗阻性黄疸，主要是全身皮肤及巩膜黄染。

可能伴有瘙痒、尿黄及大便颜色白的症状。

39.00℃

发热：合并胆道感染者可出现发热。

怎么治疗胆囊癌

首选手术治疗。根据临床分期选择手术治疗，辅以化疗、放疗及靶向治疗、免疫治疗等手段。

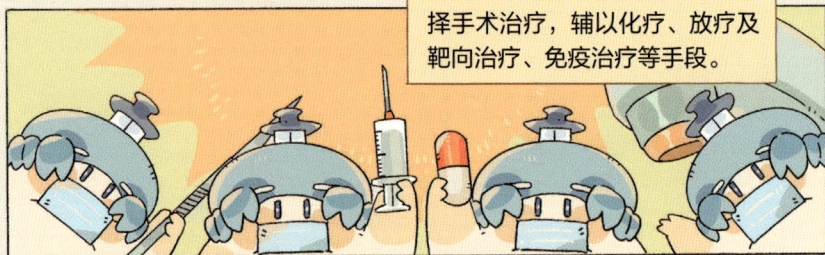

胆囊癌是常见的胆道系统恶性肿瘤，手术治疗是目前唯一可能治愈或提高生存期的方法，具体的治疗方案还需根据胆囊癌的分期进行选择。

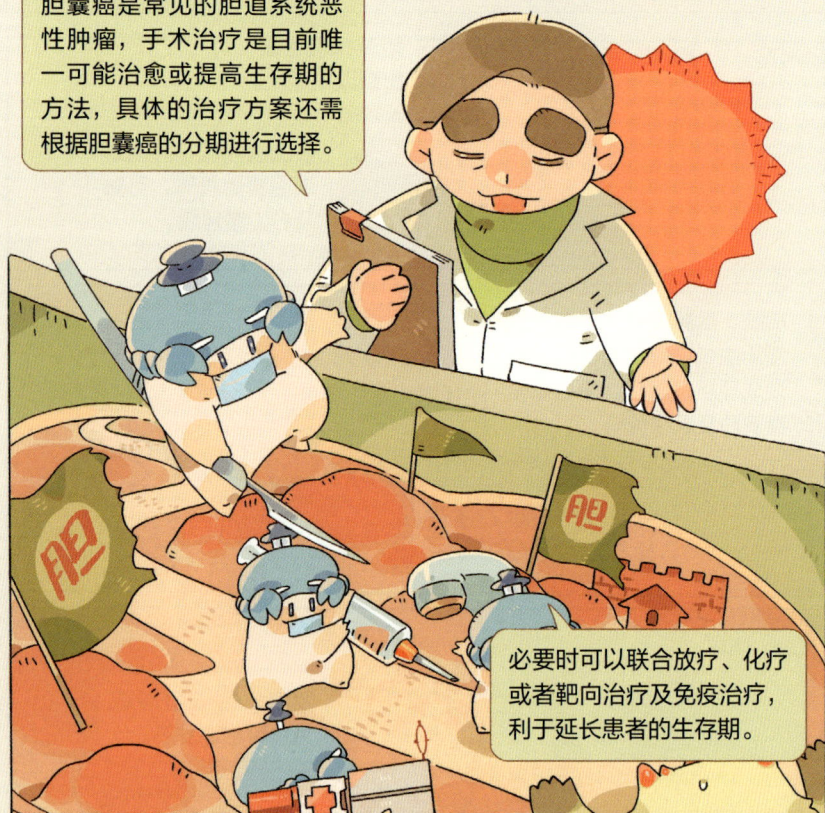

必要时可以联合放疗、化疗或者靶向治疗及免疫治疗，利于延长患者的生存期。

怎么预防胆囊癌呢

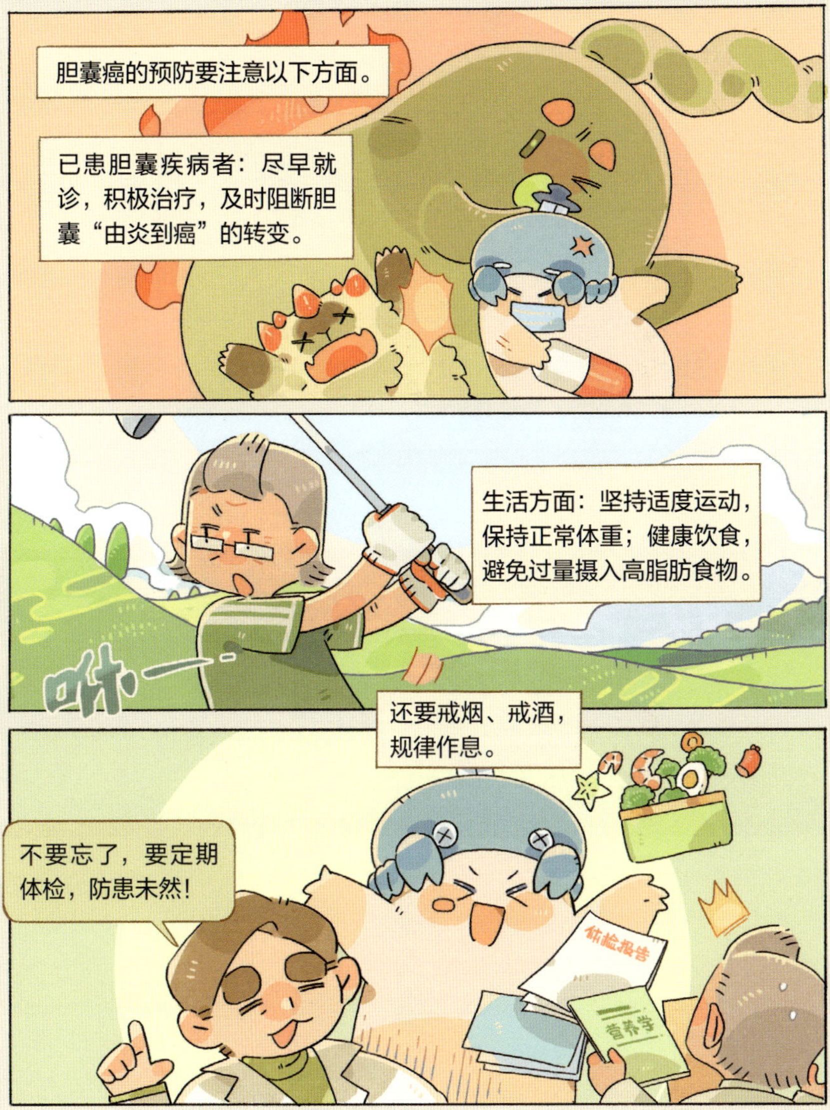

胆囊癌的预防要注意以下方面。

已患胆囊疾病者：尽早就诊，积极治疗，及时阻断胆囊"由炎到癌"的转变。

生活方面：坚持适度运动，保持正常体重；健康饮食，避免过量摄入高脂肪食物。

还要戒烟、戒酒，规律作息。

不要忘了，要定期体检，防患未然！

（马作红）

145

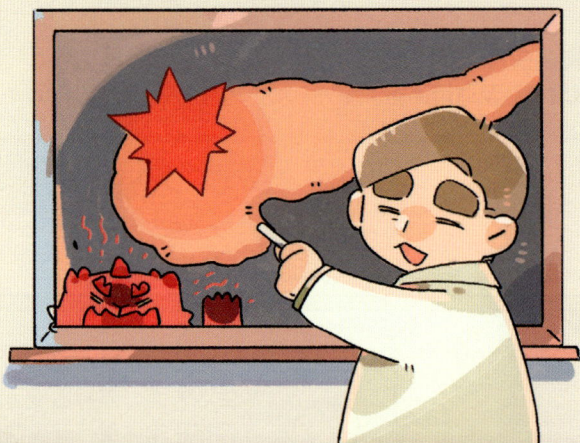

22

癌中之王（三）
——胰腺癌

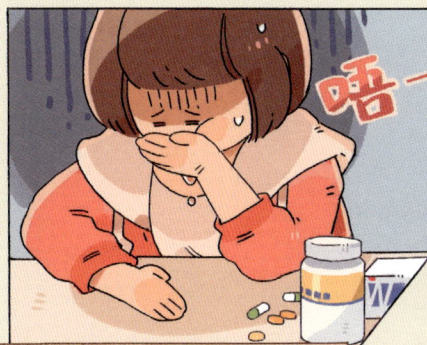

唔一

程女士55岁，近几个月经常出现上腹部胀痛、恶心呕吐，以为是胃炎。

癌中之王（三）——胰腺癌

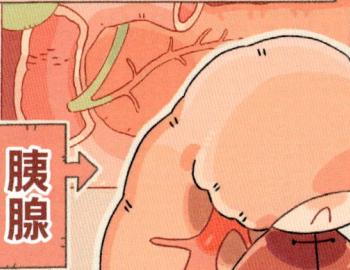

服用一段时间胃药后，没有好转，症状还有些加重，在家人的催促下去医院做了全面检查，竟然是胰腺癌！这是什么病？

胰腺

胰腺癌恶性程度高，预后很差，被称为"癌中之王"。

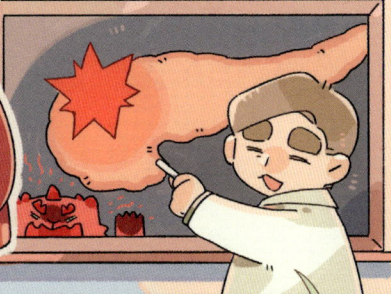

可发生于胰腺的头、体、尾或累及整个胰腺，最常见于胰头部，占60%～70%，多发于40岁以上的中老年人群。

147

为什么会得胰腺癌呢

胰腺癌病因尚未完全明确，目前已知的危险因素有以下方面。

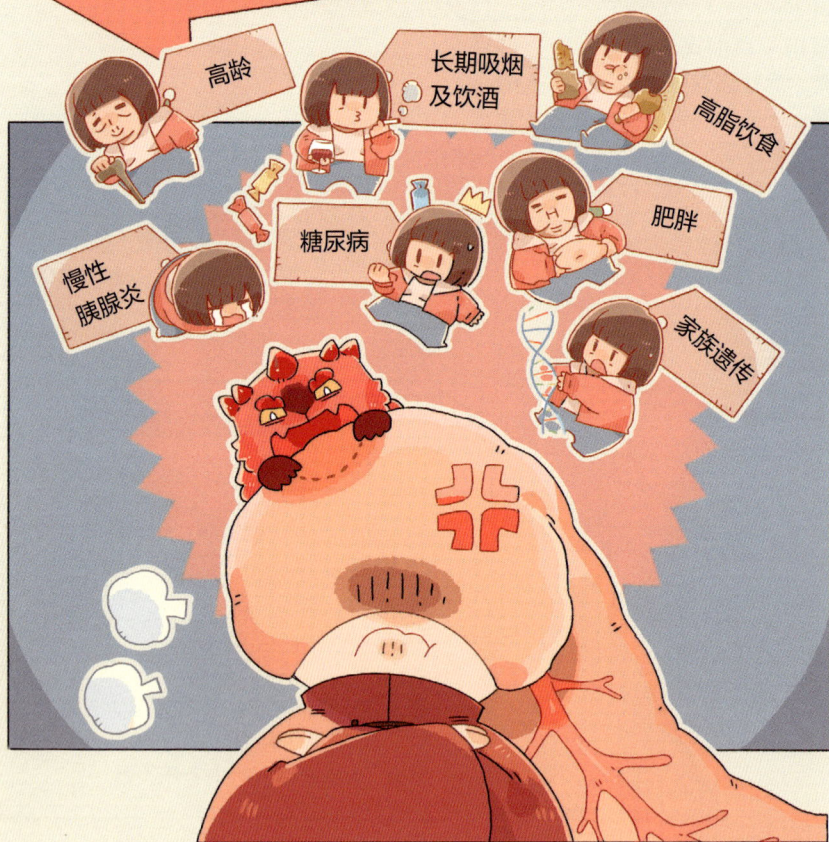

高龄

长期吸烟及饮酒

高脂饮食

慢性胰腺炎

糖尿病

肥胖

家族遗传

胰腺癌患者会有哪些症状呢

胰腺癌起病隐匿，早期症状不典型，易与其他消化系统疾病混淆。

为什么不早点告诉我啊！

大部分患者出现明显症状时，已属中晚期。常见症状有以下几种。

消瘦：不明原因的体重下降。

消化道症状：食欲减退、恶心、呕吐等。

黄疸：胰头部肿瘤可导致梗阻性黄疸，表现为全身皮肤及巩膜黄染。可伴有皮肤瘙痒、尿黄、大便颜色灰白等表现。

疼痛：腹部胀痛不适，随着疾病进展，疼痛加剧，可出现腰背部疼痛。

腹水形成。

怎么治疗胰腺癌

根据患者病情及身体状况制订个体化的治疗方案，可采取综合治疗手段，包括手术、化疗、放疗、靶向治疗及免疫治疗等。

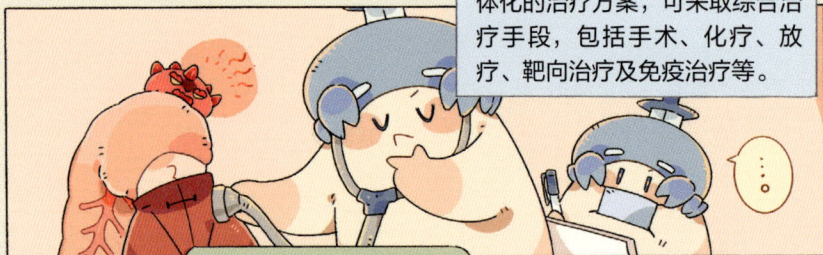

……

目前胰腺癌采取的是以手术为主的综合治疗方法。

对于能手术切除病灶的患者，首选手术切除，再辅以放疗、化疗、免疫治疗或靶向治疗等。

对于不能手术切除病灶的患者，使用化疗、放疗、免疫治疗或靶向治疗等方法改善症状，延长生命。

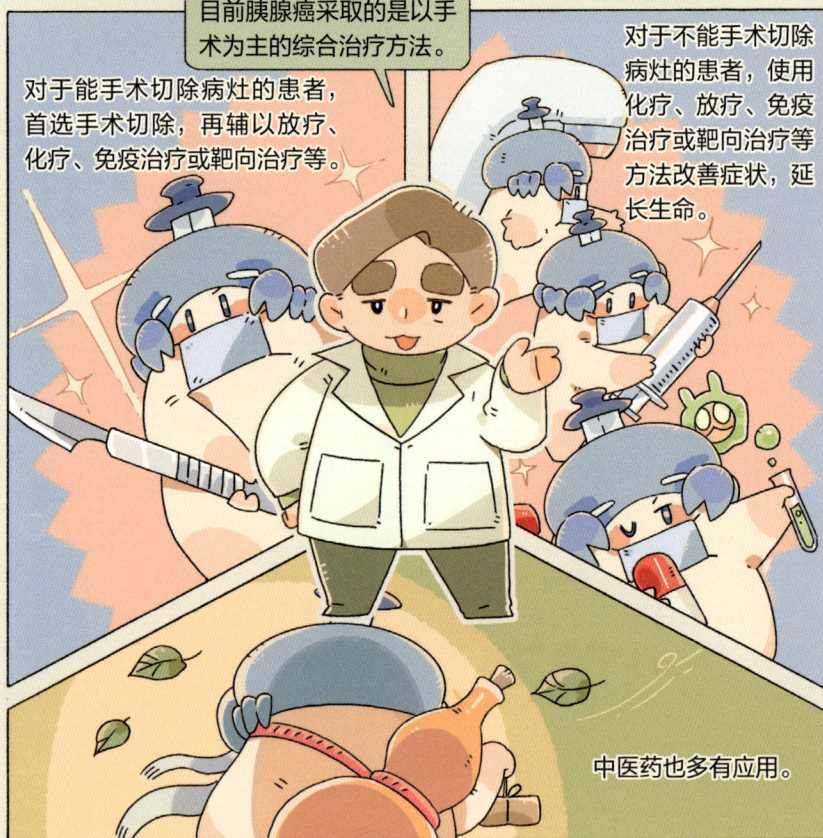

中医药也多有应用。

怎么预防胰腺癌

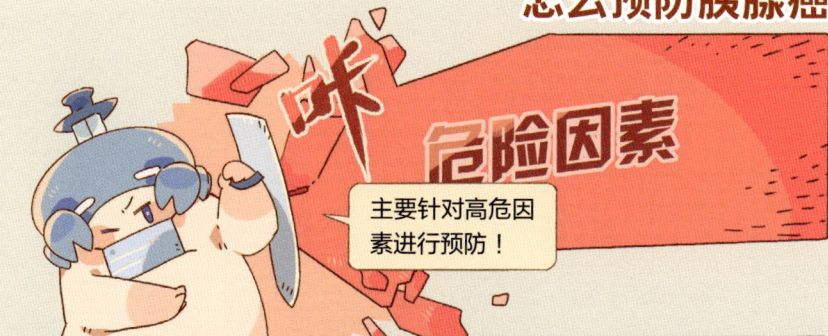

危险因素

主要针对高危因素进行预防！

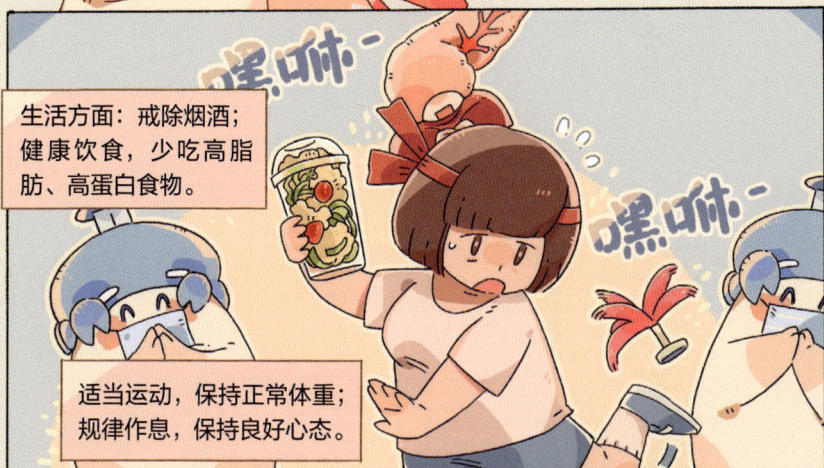

生活方面：戒除烟酒；健康饮食，少吃高脂肪、高蛋白食物。

适当运动，保持正常体重；规律作息，保持良好心态。

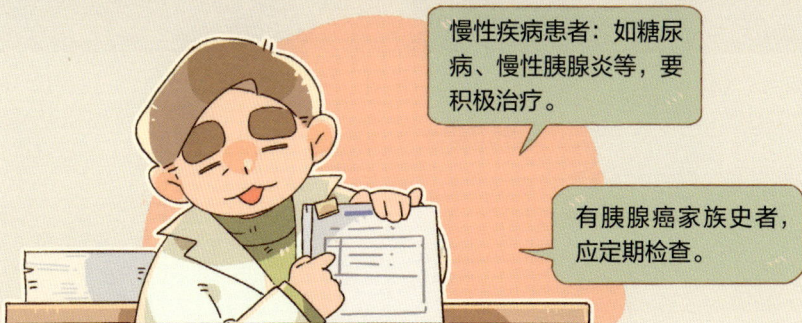

慢性疾病患者：如糖尿病、慢性胰腺炎等，要积极治疗。

有胰腺癌家族史者，应定期检查。

（马作红）

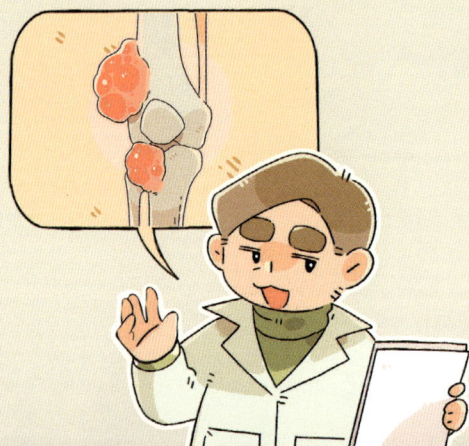

23

好攻击青少年的"恶魔"
——骨肉瘤

18岁的小李一个月前打球时不小心扭了膝盖一下，左膝一阵一阵地痛，本以为休息几天就能好，但几天前左膝更痛了，甚至睡不着觉！

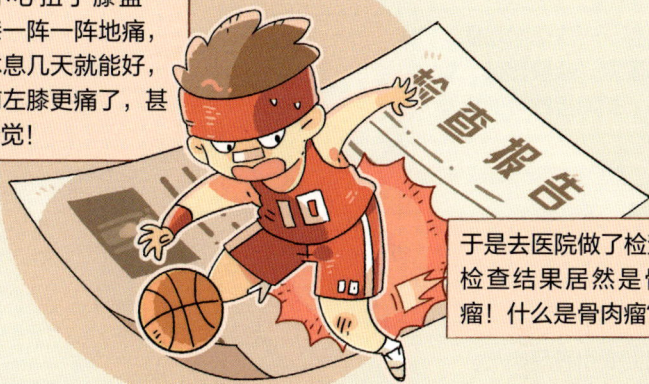

于是去医院做了检查，检查结果居然是骨肉瘤！什么是骨肉瘤？

好攻击青少年的"恶魔"——骨肉瘤

骨肉瘤是一种恶性的骨肿瘤，恶性程度高，发病率男性高于女性，多见于青少年。

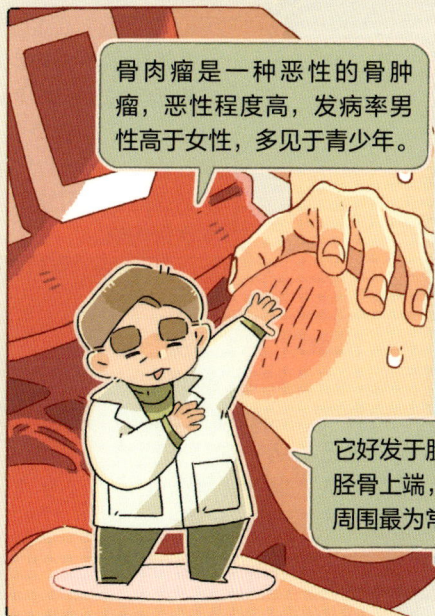

股骨

它好发于股骨下端、胫骨上端，以膝关节周围最为常见。

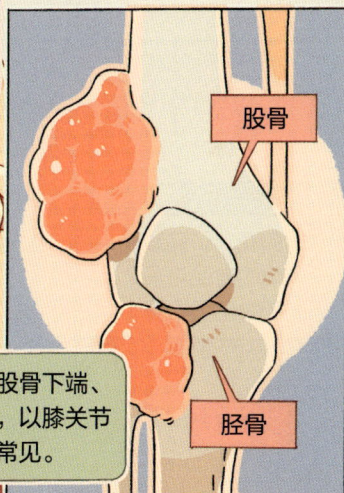

胫骨

为什么会得骨肉瘤

病因尚未明确，目前认为可能与以下因素有关。

化学因素：一些化学物质，如甲基胆蒽、硅酸锌铍、氧化铍等，长期接触可能诱发骨肉瘤。

病毒因素：在一些致癌病毒如猿猴空泡病毒 40（简称"SV40 病毒"）、鼠肉瘤病毒等的作用下，细胞可能发生基因突变引发骨肉瘤。

骨骼生长活跃：青少年时期骨骼增长过快，期间若受病毒、辐射等因素影响，可能诱发骨肉瘤，身材高大者更易发生。

放射性因素：接受局部放疗，会导致放射性物质积存于骨骼内，也可引起继发性骨肉瘤。

良性骨病恶变：这类患者一般年龄较大，患 Paget 骨病（变形性骨炎）、多发性骨软骨瘤、骨纤维异常增殖症等，可能引起继发性骨肉瘤。

基因突变：研究发现，骨肉瘤的发生与多个基因的突变密切相关。

包括抑癌基因 $P53$、RB、$P16$ 等的缺失或失活。像遗传性视网膜母细胞瘤、利 - 弗劳梅尼综合征患者，均存在抑癌基因缺失，此类患者发生骨肉瘤的概率远高于普通人群。

骨肉瘤患者会有哪些症状

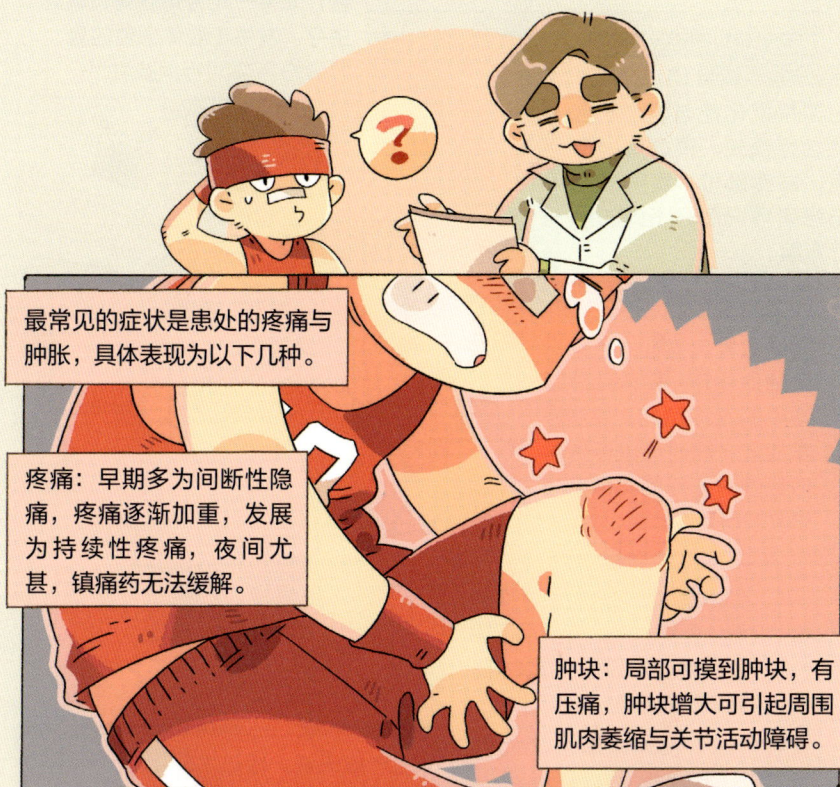

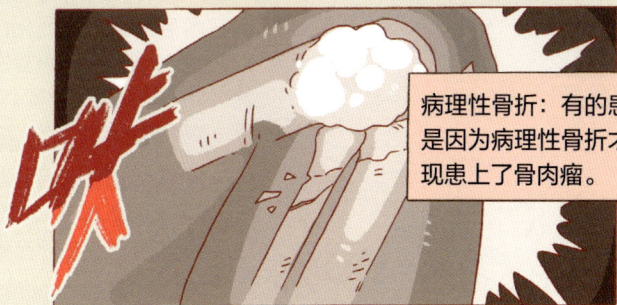

最常见的症状是患处的疼痛与肿胀，具体表现为以下几种。

疼痛：早期多为间断性隐痛，疼痛逐渐加重，发展为持续性疼痛，夜间尤甚，镇痛药无法缓解。

肿块：局部可摸到肿块，有压痛，肿块增大可引起周围肌肉萎缩与关节活动障碍。

病理性骨折：有的患者是因为病理性骨折才发现患上了骨肉瘤。

怎么治疗骨肉瘤

目前及时接受正规治疗的患者，50%～70%可获得长期生存。发生于肢体部位的骨肉瘤约90%可行保肢治疗。

主要采取化疗与手术联合的治疗模式，根据病理特点、发病部位、疾病分期与患者情况制订不同的治疗方案。

大多数骨肉瘤在术前采取新辅助化疗，可帮助消除微小的转移病灶、控制原发病灶，同时可以评估肿瘤细胞对化疗的灵敏度与患者的耐受度。

手术的目的是彻底切除肿瘤，但同时必须考虑尽可能地保留肢体功能，所以术前要进行充分地规划与评估。

一般来说，经过术前化疗，肿瘤细胞坏死>90%，表明对化疗敏感，则在术后继续沿用此化疗方案，以防止、减少或延缓复发与远处转移，提高远期生存率。

对于术前化疗后肿瘤细胞坏死<90%的患者，术后需要调整化疗方案。

90%

怎么预防骨肉瘤

由于病因不明，尚未有确定性的预防手段，以下方法有助于降低发病风险。

定期体检。

避免外部刺激，如长期经受电离辐射、致癌病毒感染、有毒化学物质等。

均衡营养，适当锻炼，规律作息，增强机体免疫力。

出现关节、肢体疼痛时及时就医。

骨痛和生长痛要注意相鉴别。

因为骨肉瘤好发于 20 岁以下的青少年，所以，务必注意与生长痛相鉴别。

生长痛的主要特征为：无外伤的非持续性下肢痛，无逐渐加重的现象，夜间休息时可能更明显，白天活动时反倒没有不适感。

（邱恩铎　王玉名）

157

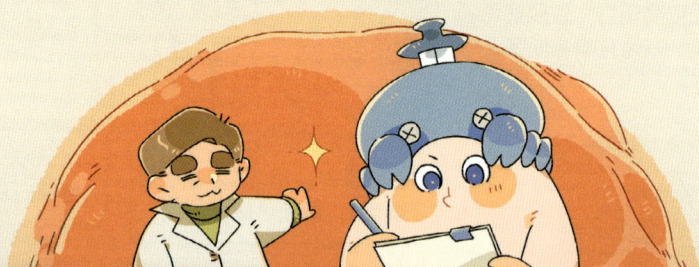

24

罕见却复杂的肿瘤
——软组织肉瘤

40岁的张先生洗澡时摸到右大腿内侧长了个包，不痛，便没怎么在意。

近来包块逐渐变大，摸着发硬，大腿热乎乎的，去医院检查说是软组织肉瘤！什么是软组织肉瘤？

罕见却复杂的肿瘤
一、软组织肉瘤

软组织肉瘤是来源于软组织的恶性肿瘤，如脂肪、肌肉、纤维组织、血管及外周神经等。具有局部侵袭性，呈浸润性或破坏性生长。

发病率低，约占所有恶性肿瘤的1%左右；可发生于任何年龄，发病率随年龄增长而升高；可出现于全身各部位，最常见于四肢，其次为腹膜后、躯干、头颈部。

分类多且复杂，按组织来源可分为12大类，再依据形态和生物学行为不同，分为50多种亚型。
常见亚型包括：未分化多形性肉瘤、脂肪肉瘤、平滑肌肉瘤、滑膜肉瘤等；儿童与青少年常见的为横纹肌肉瘤。

不同亚型好发年龄、部位、生长行为等均不相同，治疗上也有差别。

为什么会得软组织肉瘤

软组织肉瘤的病因尚未明确。

它不属于遗传性疾病，但具有遗传易感性，研究发现，*NF1*、*RB* 和 *P53* 等基因突变可能与某些软组织肉瘤的发生有关。

除此之外，化学因素、感染、放射线辐射等也可能与发病有关。

软组织肉瘤患者会有哪些症状

主要表现为无痛性逐渐生长的肿块，病程可从数月至数年。

增大的肿瘤压迫周围神经或血管时，可出现疼痛、麻木、肢体水肿等。

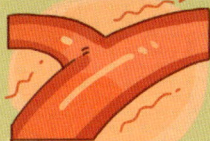

长在关节附近的肿瘤侵犯神经会导致患肢活动障碍。

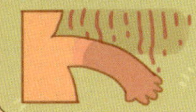

部分病例会出现肿块短期内快速增大、皮温升高、局部淋巴结肿大等。

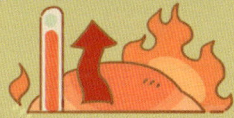

如不及时治疗，肿块可持续增大，甚至出现破溃，并可发生远处转移，最常见转移至肺。

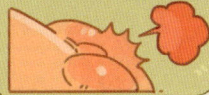

恶性度高的肿瘤可较早出现血行转移，且治疗后易复发。

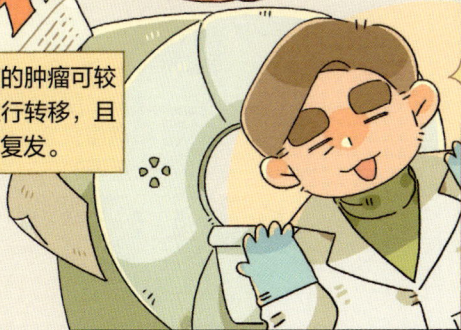

一般体检触诊可发现肿物，常用的检查方法为彩色多普勒超声检查。如发现有血流信号，往往表明血供丰富，则需要再做磁共振成像检查，以明确诊断。

怎么治疗软组织肉瘤

采取 MDT 多学科协作诊疗模式，通过骨软组织肿瘤外科、影像科、病理科、放疗科、肿瘤内科等的密切合作，制订个体化综合治疗方案。

软组织肉瘤的治疗效果与患者年龄，肿瘤类型、部位、大小、分级，药物灵敏度等因素有关，个体差异很大。

大部分低度恶性软组织肉瘤，经手术后可以治愈。

出现转移或不可手术切除的软组织肉瘤，若检测发现基因突变，可行靶向治疗。

为降低术后复发率，临床多采取对手术部位进行放疗。

治疗方法包括手术、化疗、放疗、靶向治疗、免疫治疗等。治疗后定期随访。

免疫治疗对部分软组织肉瘤有效，也是一个重要的研究方向。

怎么预防软组织肉瘤

由于病因未明，主要针对危险因素进行预防。

生活方面：适当运动、规律作息、勿吸烟、保持心情愉悦，提高免疫力。

避免长时间接触放射线，避免接触有毒致癌物。

有家族遗传病史的高危人群应定期体检，必要时行基因检测，做好早期筛查。

定期体检，日常也需做好自我查体，如有不适及时就医。

（邱恩铎　王玉名）

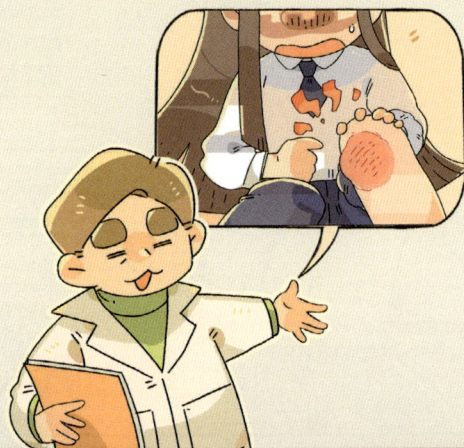

25

爱"吃"骨头的肿瘤 ——骨巨细胞瘤

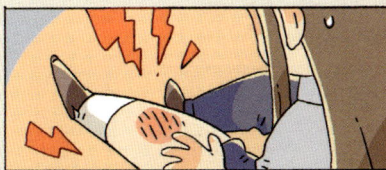

28 岁的小芳最近总感觉膝盖处疼痛，以为是在做健身操时扭到了，没当回事，但这几天加重了，走路都费劲。

去医院检查竟然是骨巨细胞瘤！这是什么病？

爱"吃"骨头的肿瘤
——骨巨细胞瘤

骨巨细胞瘤是处于良性与恶性之间的一种交界性肿瘤，可发生于任何年龄，发病高峰年龄为 20～40 岁，女性发病率高于男性。

正常骨头

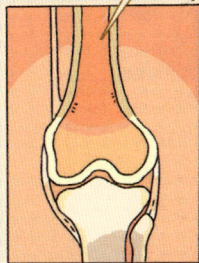

好发于长骨骨端，也就是"骨头棒子"的两端，如股骨远端、胫骨近端、股骨近端、肱骨近端，少数病例发生于骨盆与脊柱。

它像个吃骨头的恶魔，一点点蚕食掉病变周围的骨头。手术治疗不彻底的话易复发！

骨巨细胞瘤的确切病因尚不清楚，也没有明显的诱因，部分病例可能与 Paget 骨病（变形性骨炎）有关，极少部分病例可能与甲状旁腺功能亢进有关。

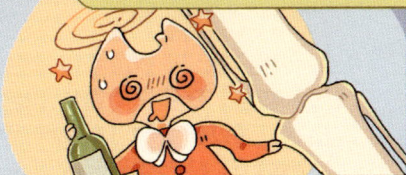

骨巨细胞瘤患者会有哪些症状呢

医生，这片子骨头上一圈一圈的是啥？怎么像水泡一样啊？

这是骨巨细胞瘤X线片表现：偏心性溶骨破环，呈肥皂泡样改变。

临床常见症状有以下几种。

疼痛，伴邻近关节肿胀。

肿块较大时可有皮温升高。

靠近关节的肿块较大时，会有关节活动障碍。

肿瘤持续增大时，可引起病理性骨折。

位于脊柱和骶骨的肿瘤可引起神经功能障碍。

转移症状：少数患者可发生肺转移，转移早期通常无症状，通过影像学可发现肺部小结节，结节体积较大时，患者可出现胸痛或咳嗽。

怎么治疗骨巨细胞瘤

目前采用多学科联合诊疗模式（MDT），通过如骨肿瘤外科、影像科、病理科、肿瘤内科、放疗科、康复科等密切合作，共同分析，制订个体化的治疗方案。

一般来说，治疗以手术为主，根据病情采取不同的手术方式；无法手术的患者采取栓塞治疗、药物治疗、放疗等，中医药也有应用。

临床中常常将骨巨细胞瘤分为可切除肿瘤与不可切除肿瘤，其中不可切除肿瘤的病例包括手术困难与不可切除肿瘤两种。

对于可切除肿瘤的病例：首选手术治疗，目的是彻底清除肿瘤。但同时要尽可能地保留自身关节、恢复肢体功能。由于刮除术后易局部复发，必要时须增加一些辅助治疗。

对于不可切除肿瘤的病例：常采用动脉栓塞治疗、药物治疗、放疗等方法。部分患者经前述治疗后，肿瘤可由不可切除转为可切除，从而获得手术切除机会。

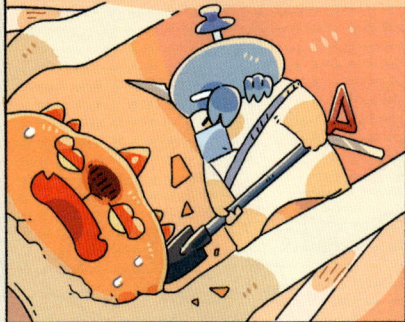

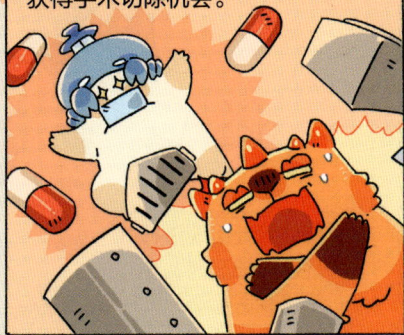

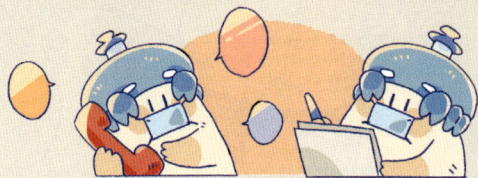

治疗后的定期随访也很重要！

怎么预防骨巨细胞瘤

由于病因不明，目前尚无确定性的预防手段，以下方法有助于降低发病风险。

与本病可能相关的疾病：Paget 骨病（变形性骨炎）、甲状旁腺亢进症，患者要积极治疗，定期检查。

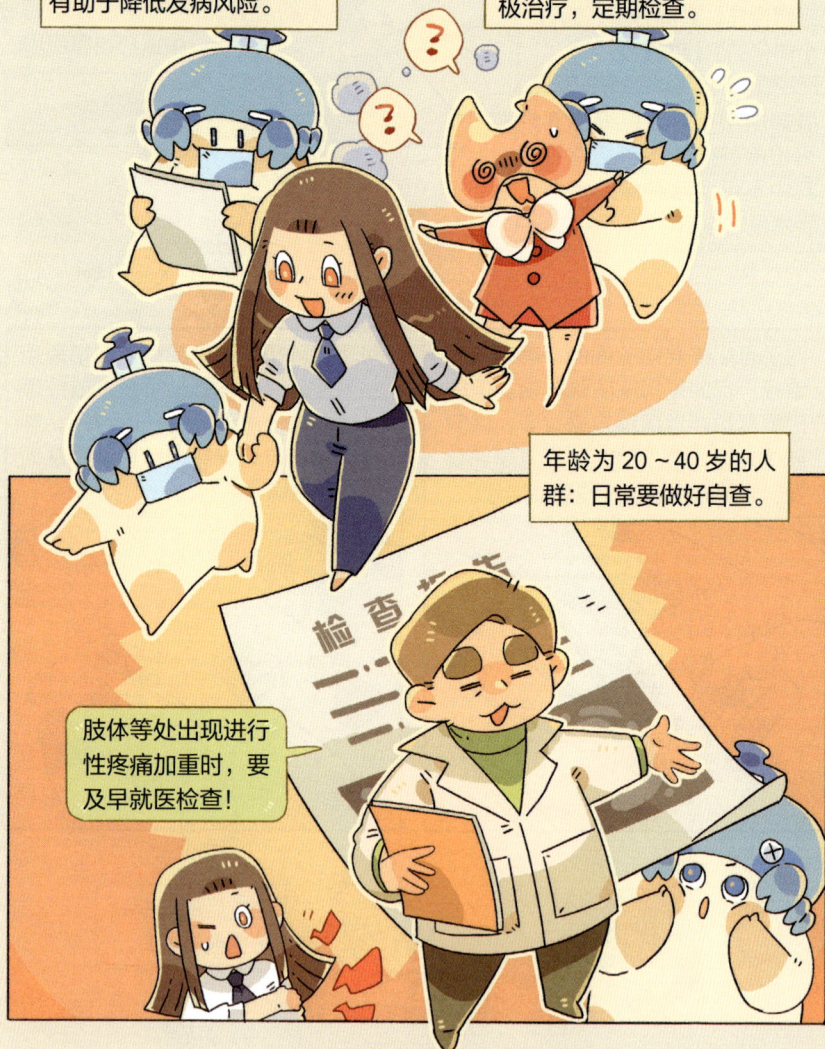

年龄为 20～40 岁的人群：日常要做好自查。

肢体等处出现进行性疼痛加重时，要及早就医检查！

（王玉名）

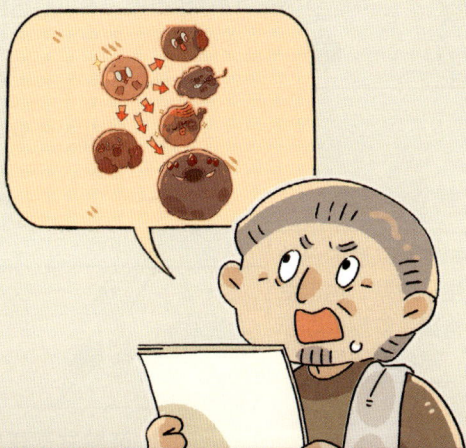

26

痣中的潜伏者
——黑色素瘤

55 岁的王大爷自小脚底就有颗黑痣，天天干农活没怎么在意。

最近黑痣突然长大了，还有点痒，不小心给挠破了，去医院看大夫，竟然被告知是黑色素瘤！这是啥病啊？

痣中的潜伏者——黑色素瘤

黑色素瘤是黑色素细胞来源的一种恶性肿瘤。多发生于皮肤，也可发生于黏膜、眼血管膜、软脑膜等部位。恶性程度高，发病率较低。

可发生于任何年龄，50～55 岁高发，白色人种发病率高于其他肤色人种。在我国发病率远低于欧美国家，但近年来有增长趋势。

亚洲人与其他有色人种：原发于肢端者约 50%，常见于足底、足趾、手指末端、甲下等处；原发于黏膜者 20%～30%，如肛门、直肠、外阴、眼、口、鼻、咽等处。

白色人种：原发于皮肤者约 90%，常见于背部、胸腹部与下肢皮肤；原发于黏膜的约占 1%、肢端的约占 5%。

为什么会得黑色素瘤

病因尚未明确，目前发现皮肤黑色素瘤的一些高危因素有以下几种。

严重的日光晒伤史；或使用晒黑灯等导致紫外线照射过度。

有黑色素瘤家族史。

人体肢端皮肤有色素痣、慢性炎症，且对痣进行盐腌、针挑、绳勒、切割等不当处理。

身体多发性色素痣 >50个、有发育不良痣。

皮肤白皙。

人体免疫系统衰弱，如因器官移植服用免疫抑制剂者。

黏膜黑色素瘤的高危因素，目前尚不明确。

黑色素瘤患者有哪些症状

皮肤黑色素瘤多由痣发展而来。痣早期恶变症状可归纳为 ABCDE 法则。

A 非对称（asymmetry）：色素斑的一半与另一半不对称。

B 边缘不规则（border irregularity）：边缘不整或有切迹、锯齿等。

C 颜色改变（color variation）：正常色素痣通常为单色，而黑色素瘤可能为污浊的黑色，或者褐、棕、棕黑、黑、粉、蓝、白等颜色。

E 隆起（elevation）：一些早期黑色素瘤整个瘤体会轻微隆起。

D 直径（diameter）：直径 >5mm 或色素痣明显长大。

黑色素瘤进一步发展，可出现卫星灶、溃疡、反复不愈、区域淋巴结转移和移行转移。

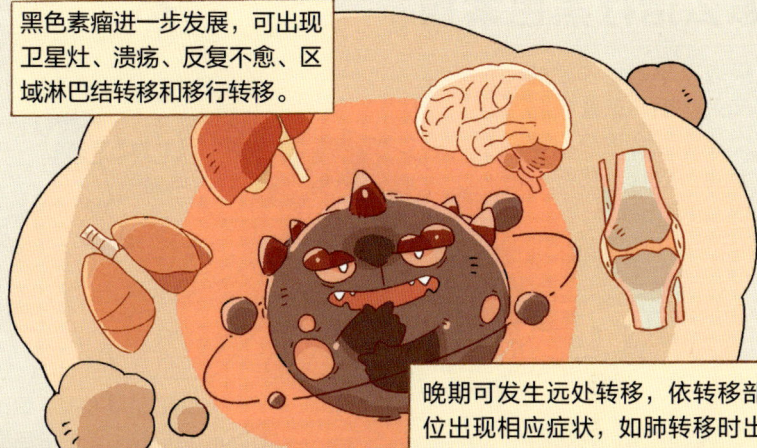

晚期可发生远处转移，依转移部位出现相应症状，如肺转移时出现咯血，骨转移时出现骨痛等，易转移的部位为肺、肝、骨、脑。

其他部位黑色素瘤的症状

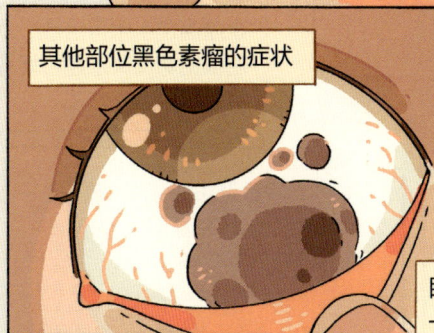

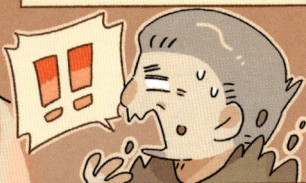

眼部黑色素瘤早期通常无症状，进一步发展可出现视物模糊、飞蚊症、视野缺损、眼痛等，还可出现并发症如青光眼、视网膜脱落等。

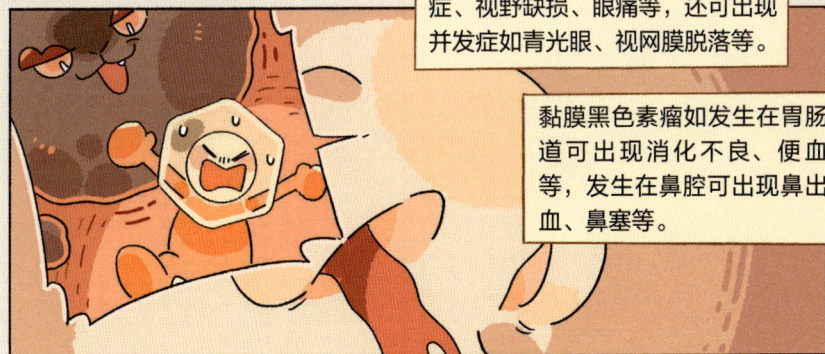

黏膜黑色素瘤如发生在胃肠道可出现消化不良、便血等，发生在鼻腔可出现鼻出血、鼻塞等。

怎么治疗黑色素瘤

一般采取多学科协作模式，根据疾病分期、患者状况等制订个体化综合治疗方案。包括手术、放疗、化疗、靶向治疗、免疫治疗等。

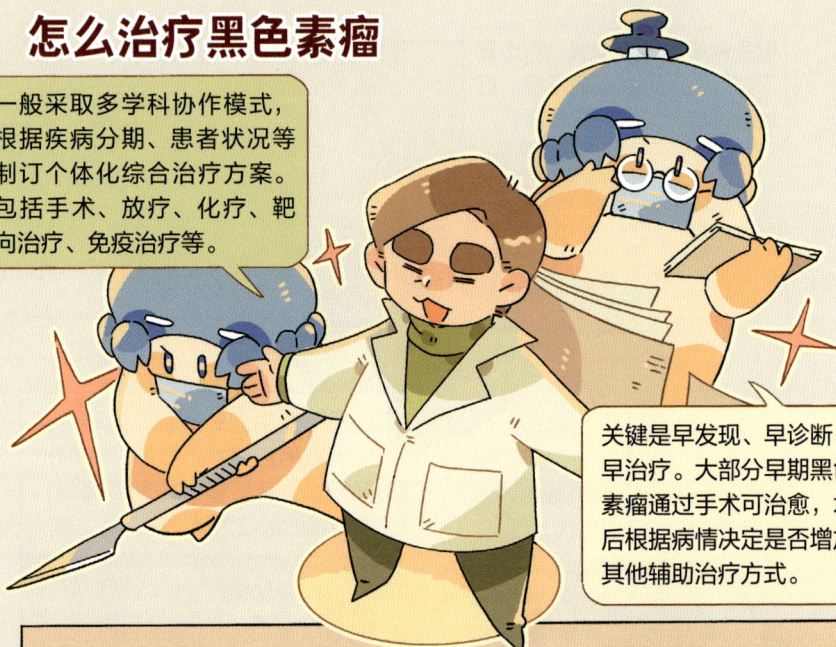

关键是早发现、早诊断、早治疗。大部分早期黑色素瘤通过手术可治愈，术后根据病情决定是否增加其他辅助治疗方式。

对于无法手术者，以药物治疗为主，随着靶向治疗和免疫治疗的发展，很多中晚期患者得以长期生存。

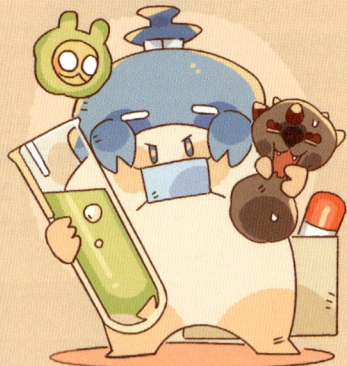

建议本病患者进行相关基因检测，有 *BRAF* 等基因突变者，靶向治疗效果较好。

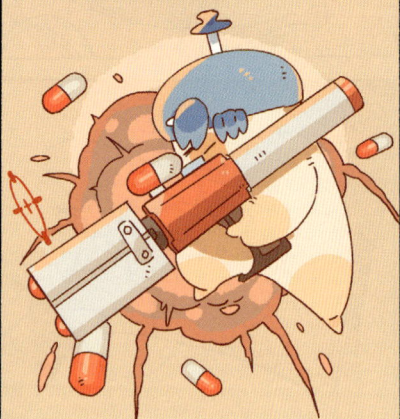

如何预防黑色素瘤

以下办法有助于在一定程度上降低黑色素瘤的发病率。

日常做好防晒，避免阳光暴晒。

色素痣处不要长期摩擦刺激，皮肤与黏膜的慢性炎症、溃疡等要积极治疗。

适当锻炼、规律作息、均衡营养、勿嗜烟酒，提高免疫力。

发现有异常的黑痣，尤其是符合 ABCDE 中的几条的痣一定要重视，应到正规医院诊治。

有本病家族史、服用免疫抑制剂等人群应定期筛查，发现症状及时就医。

但是，也不必谈痣色变，把不是痣的皮肤病变都当成痣来看待！

（王玉名）

175

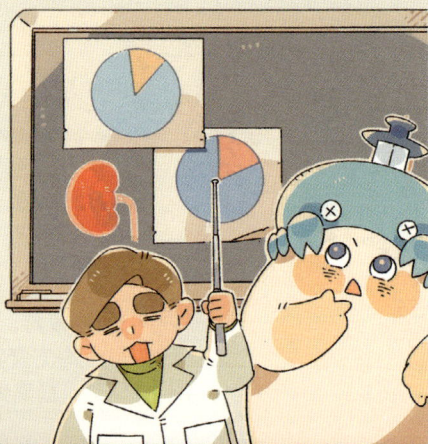

27

沉默的杀手
——肾癌

白先生烟瘾很大，每天吸40根以上，不久前体检发现右肾有个肿物，进一步检查后竟然是肾癌！这是个什么样的病？

沉默的杀手——肾癌

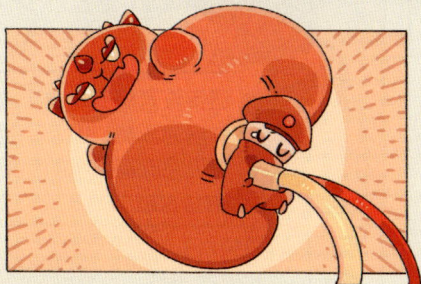

肾癌是起源于肾小管上皮的恶性肿瘤。由于肾脏强大的代偿功能，早期大多没有症状，患者出现症状时往往已是晚期，故称其为"沉默的杀手"。

肾癌占肾脏恶性肿瘤的80%~90%，在成人恶性肿瘤中占2%~3%，在儿童恶性肿瘤中约占20%。

发病率：发达国家高于发展中国家，城市高于农村，男性约为女性的2倍。各年龄段均有发病，50~70岁高发。

肾癌多发生于单侧，双侧发病者只有2%~4%，多为单发肿瘤，10%~20%为多发肿瘤，多发病灶常见于遗传性肾癌及乳头状肾癌。

最常见的病理类型为透明细胞癌，占60%~85%，其次为乳头状肾癌与嫌色细胞癌。

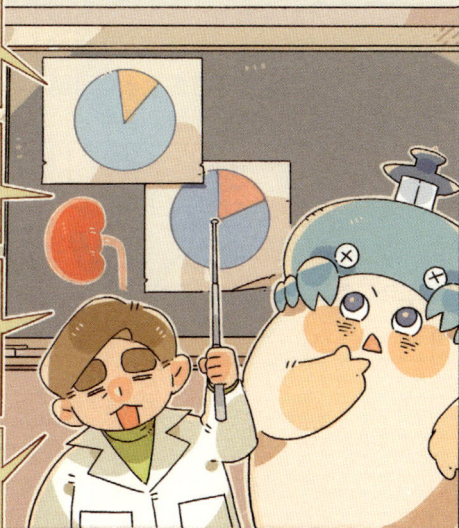

为什么会得肾癌呢

吸烟：是目前唯一公认的环境危险因素，吸烟量越大风险越高。

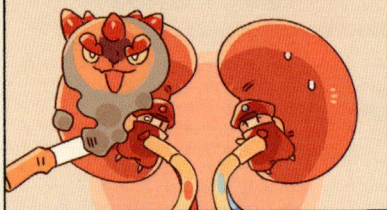

病因尚未明确，目前发现一些危险因素。

遗传因素：2%～4% 的肾癌与遗传基因有关，如 VHL 综合征、遗传性乳头状肾癌、遗传性平滑肌瘤病肾癌等。

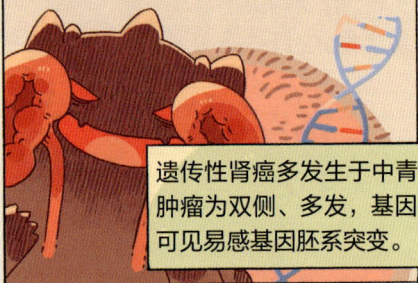

遗传性肾癌多发生于中青年，肿瘤为双侧、多发，基因检测可见易感基因胚系突变。

肥胖：高身体质量指数（BMI）者患肾癌的风险增加。

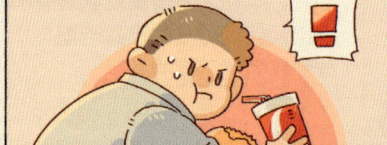

获得性肾囊肿：终末期肾病患者长期透析导致肾囊肿，肾癌风险增高。

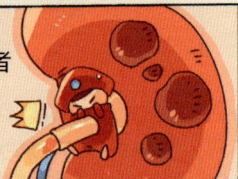

职业暴露：工作中过多接触石棉、金属镉、三氯乙烯、多环芳香烃等，可能增加肾癌风险。

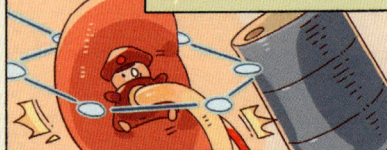

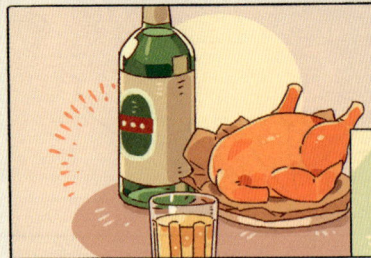

高血压及抗高血压药：有研究显示，高血压病及使用抗高血压药可能会增加肾癌风险。

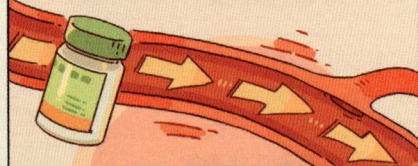

其他因素：长期饮酒者、长期高脂高蛋白高盐饮食者、高雌激素的女性等，肾癌风险可能会增加。

肾癌患者会有哪些症状

早期无明显症状，约半数患者为体检时偶然发现；随着病情发展，可能出现以下症状。

肾癌三联征：部分患者出现腰痛、血尿、腹部肿块，出现典型三联征时往往已是晚期。

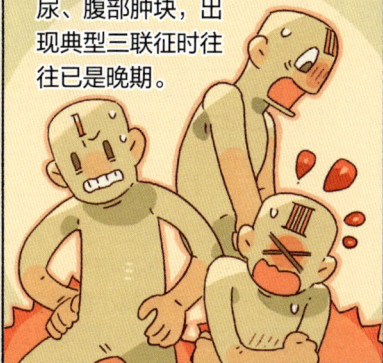

副瘤综合征：某些肾癌细胞有内分泌功能，会出现肾脏以外的症状，部分患者出现高血压、高血钙、血沉增快、红细胞增多、肝功能异常等。

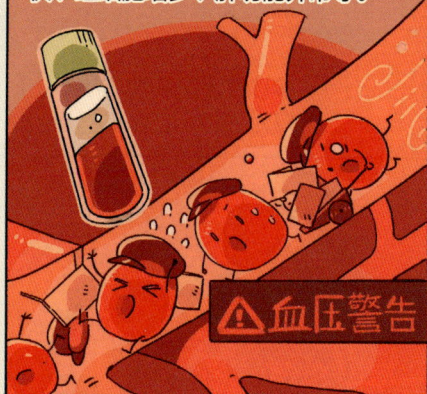

⚠血压警告

转移灶症状：肺转移可出现咳嗽、咯血；骨转移可出现骨痛、骨折等；还可见颈部淋巴结肿大、继发性精索静脉曲张、双下肢水肿等。

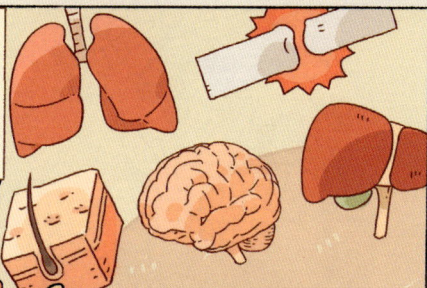

常见转移脏器依次为：肺、骨、肝、肾上腺、皮肤、脑等，部分患者出现多脏器转移。

全身症状：消瘦、发热、贫血、乏力等。

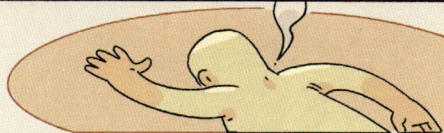

怎么治疗肾癌

根据肿瘤分期及患者总体状况制订治疗方案，局限性和局部进展性肾癌首选外科手术，根据病理制订术后治疗方案。

转移性肾癌采取以内科治疗为主的综合治疗方案。

中医药也有应用，以减轻并发症、改善患者生活质量、延长生存时间。

早发现、早治疗很重要。早期肾癌通过手术可治愈，根据肿瘤大小采取不同的手术方式，体积较小的肿瘤可采用腹腔镜或机器人手术等微创方式。

肿瘤直径小于 3cm 且年老体弱无法耐受手术的患者，可行肿瘤消融治疗。

已发生远处转移的晚期患者，尽可能行原发肿瘤切除术后再行全身系统性治疗，包括细胞因子治疗、靶向治疗、免疫治疗等。

术后的定期随访也很重要！

怎么预防肾癌

由于病因未明确，主要针对危险因素进行预防。

习惯上：不吸烟，不饮酒。

生活上：少吃高脂、高蛋白、高盐食物，多吃蔬菜、水果；规律作息、适当锻炼、维持健康体重。

环境上：避免接触镉、三氯乙烯、多环芳香烃等有害物质。

高血压患者：要将血压控制在正常范围。

高危人群如有肾癌家族史者、需长期透析治疗者等，需要定期检查。

（穆中一）

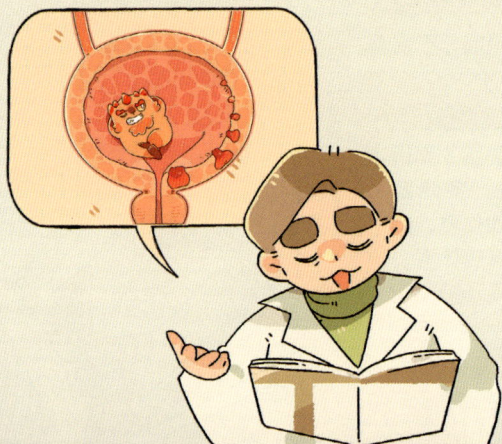

28

无痛血尿的人须警惕
——膀胱癌

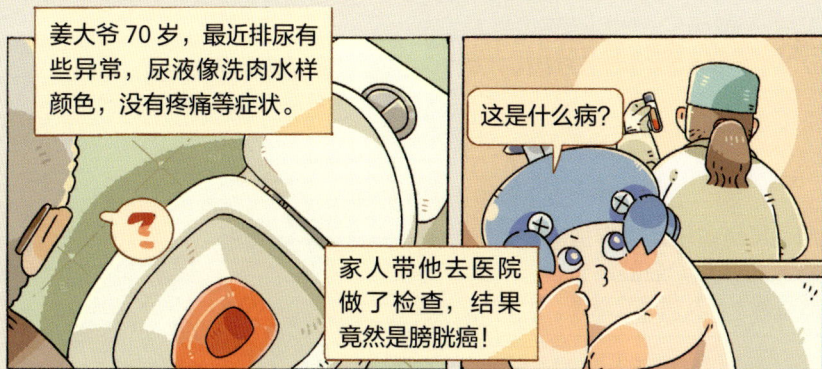

姜大爷70岁，最近排尿有些异常，尿液像洗肉水样颜色，没有疼痛等症状。

这是什么病？

家人带他去医院做了检查，结果竟然是膀胱癌！

无痛血尿的人须警惕——膀胱癌

膀胱癌是指起源于膀胱的恶性肿瘤，是泌尿系统中常见的恶性肿瘤。可发生于任何年龄，50～70岁高发，男性发病率为女性的3～4倍。

最常见的病理类型为膀胱尿路上皮细胞癌，占90%以上，其余为鳞状细胞癌、腺癌等。由于膀胱尿路上皮细胞癌最为常见，一般简称膀胱癌。

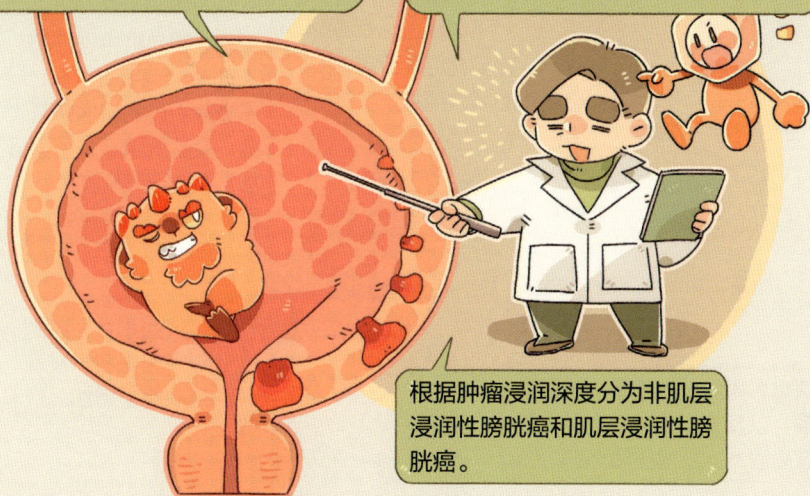

根据肿瘤浸润深度分为非肌层浸润性膀胱癌和肌层浸润性膀胱癌。

为什么会得膀胱癌呢

确切病因尚未明确，目前发现一些发病危险因素。

吸烟：是目前较为肯定的膀胱癌致病因素，烟龄越久、吸烟量越大，发病风险越高。

职业暴露：长期接触一些工业化学品也是目前较为肯定的致病因素。

染料、纺织、油漆、橡胶、皮革、制药和杀虫剂、铝和钢铁生产等从业者，以及经常接触含芳香胺染发剂的美发师和长期染发的人。

药物：非那西汀、环磷酰胺等可增加本病风险。

放疗：接受盆腔放疗者患本病的风险增加。

炎症：如血吸虫、细菌、人乳头状瘤病毒（HPV）感染等引起的慢性膀胱炎症，及膀胱结石、留置导尿管等长期刺激膀胱黏膜，发病风险增高。

遗传因素：有膀胱癌家族史者，发病风险明显增加。

饮食：大量摄入脂肪、胆固醇等，以及长期饮用砷、氯含量过高的水，发病风险增加。

膀胱癌患者会有哪些症状

膀胱癌的常见症状有以下几种。

血尿：80%～90%的膀胱癌首发症状为血尿，有明显特征，为无痛性、间歇性全程肉眼血尿。

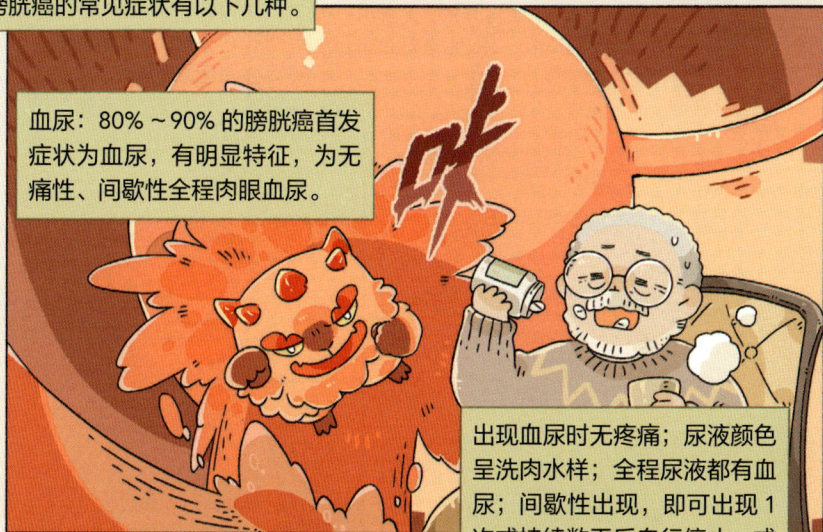

出现血尿时无疼痛；尿液颜色呈洗肉水样；全程尿液都有血尿；间歇性出现，即可出现1次或持续数天后自行停止，或在应用消炎药后缓解。

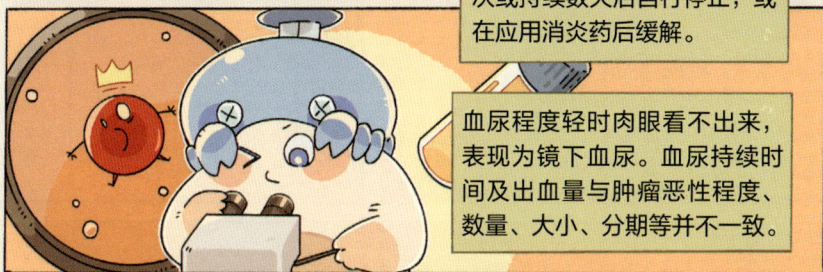

血尿程度轻时肉眼看不出来，表现为镜下血尿。血尿持续时间及出血量与肿瘤恶性程度、数量、大小、分期等并不一致。

膀胱刺激症状：部分患者以尿频、尿急、尿痛为首发症状，并无明显血尿。

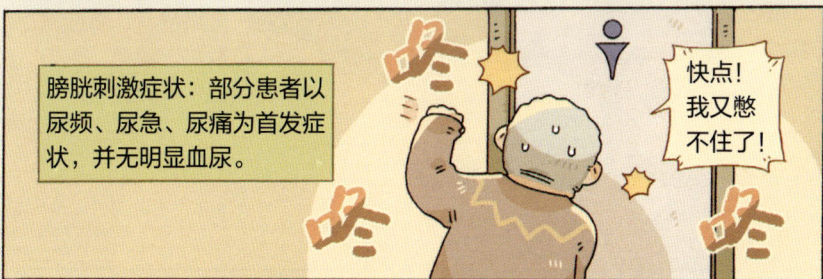

快点！我又憋不住了！

上尿路阻塞：肿瘤侵犯输尿管口时，可引起输尿管扩张积水、肾积水，出现腰部酸痛等，严重时可致肾功能受损。

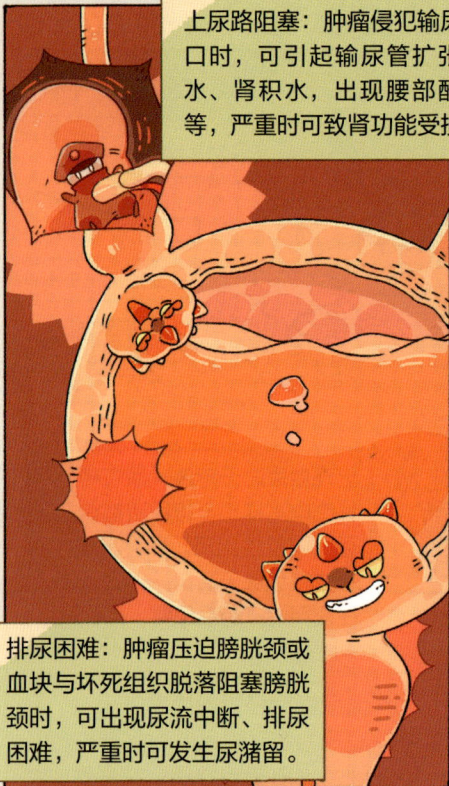

浸润或转移：晚期可出现下腹肿块、腹痛、下肢水肿；肺转移时出现咳嗽、咯血；肝转移时出现肝区疼痛、黄疸；骨转移时出现骨痛、病理性骨折。

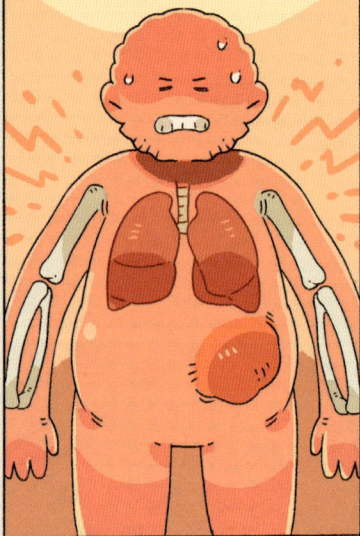

排尿困难：肿瘤压迫膀胱颈或血块与坏死组织脱落阻塞膀胱颈时，可出现尿流中断、排尿困难，严重时可发生尿潴留。

全身症状：食欲减退、发热、消瘦、乏力、贫血、恶病质等。

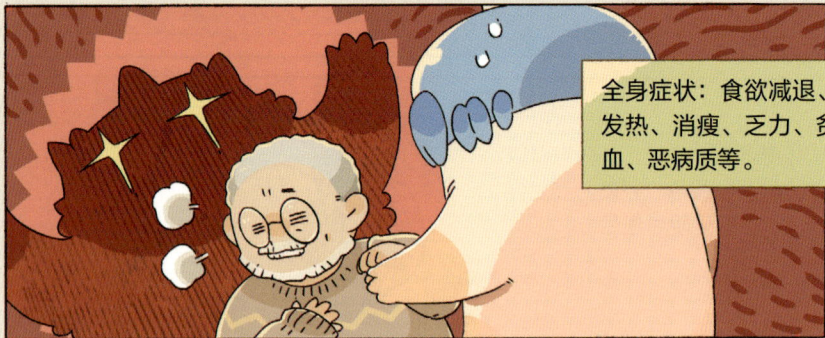

怎么治疗膀胱癌

根据肿瘤病理类型、分期及患者状态等，制订个体化治疗方案。

以外科手术为主，联合其他治疗方法如化疗、放疗、靶向治疗、免疫治疗等，中医药也有应用。

非肌层浸润性膀胱癌：主要手术方式为经尿道膀胱肿瘤电切术或经尿道激光手术，术后辅以膀胱灌注化疗或灌注免疫治疗，即可治愈。

早发现、早治疗非常重要。

肌层浸润性膀胱癌：主要采取膀胱根治性切除术与盆腔淋巴结清扫术。

Ziii~

术前给予辅助化疗，术后根据病理、分期等选择后续治疗方法，如联合放化疗、辅助免疫治疗等。

对于无法手术的患者：采取保守治疗，包括放疗、化疗、靶向治疗、免疫治疗等方法。

治疗后的定期复查也非常重要！

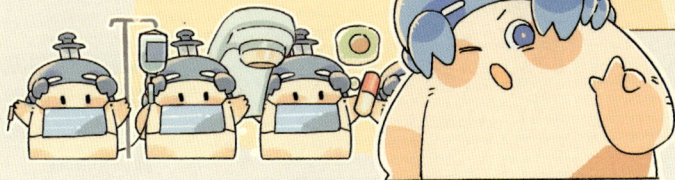

怎么预防膀胱癌

由于病因尚未明确，主要针对危险因素进行预防。

习惯方面：勿吸烟。

用药方面：避免服用非那西汀、环磷酰胺等药物。

环境方面：避免接触芳香胺类等致癌化学品。

炎症治疗：慢性尿路炎症患者要尽早根治炎症。

生活方面：清淡饮食、规律作息、适量运动、控制好体重。

定期检查：有职业暴露危险者、接受盆腔放疗者、有膀胱癌家族史者等，要定期检查。

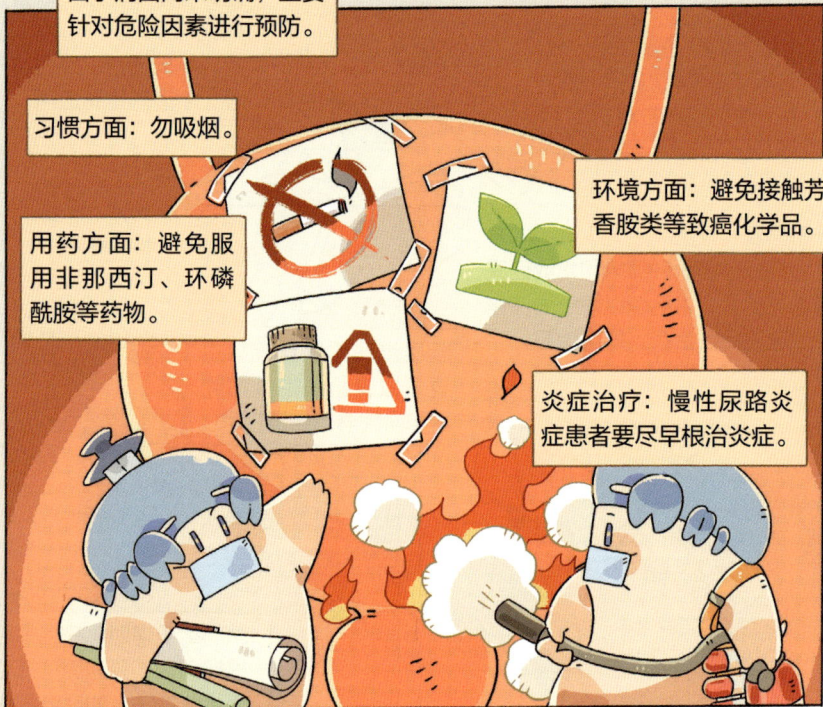

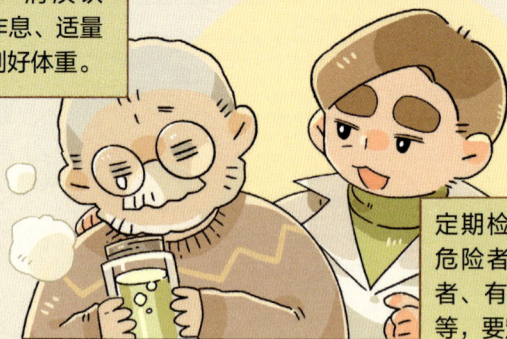

（穆中一）

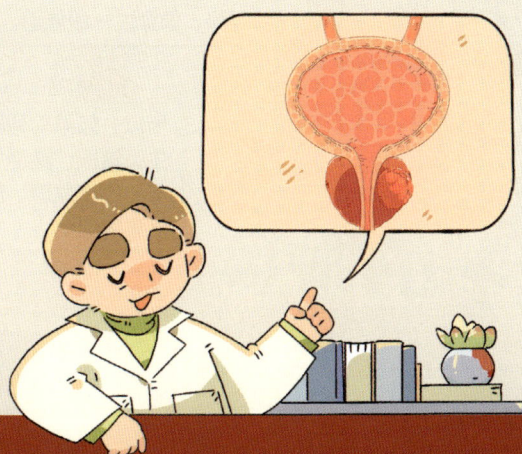

"慢性子"的肿瘤
——前列腺癌

29

罗大爷最近感觉排尿有些费劲，还腰痛，去医院检查竟然是前列腺癌！这是什么病？

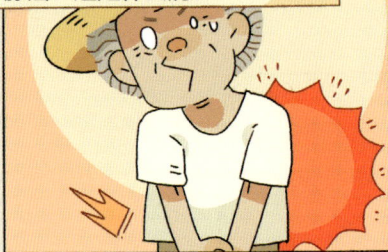

前列腺位于膀胱与尿道的交界处，形状像一颗栗子，底朝上，尖朝下。尿道的一部分穿过前列腺，像穿过一段隧道。

所以，如果前列腺出现增生，这段"隧道"就会变窄，压迫尿道，出现排尿困难等症状。

"慢性子"的肿瘤

——前列腺癌

前列腺癌是发生于前列腺的上皮性恶性肿瘤，是男性泌尿生殖系统最常见的恶性肿瘤。起病隐匿，病程缓慢，是"慢性子"肿瘤，如果能在早期发现，治愈率非常高。

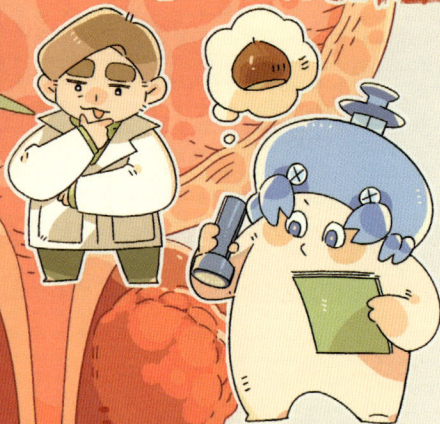

发病率随年龄增长而增加，高发年龄为 65～80 岁。约 95% 以上为腺癌，因此通常所说的前列腺癌是指前列腺腺癌。

在我国发病率虽然远低于欧美，但近年来呈上升趋势。

为什么会得前列腺癌

病因尚未明确，目前发现一些危险因素如下。

遗传因素：研究发现，父亲或兄弟患前列腺癌，本人发病风险明显增加；有前列腺癌家族史的患者，确诊年龄比普通人群早 6～7 年。

另有研究发现，一些前列腺癌患者存在胚系基因致病性突变。

年龄因素：年龄是前列腺癌的公认危险因素之一，前列腺癌的发病率随年龄增长而增加，大部分患者超过 65 岁。

人种与地域：发病率黑色人种最高，其次是白色人种，亚洲人种最低。澳大利亚、新西兰、北美及欧洲地区发病率高，亚洲地区发病率低。

亚裔移居美国后发病率明显增高，可能与环境及饮食等影响因素有关。我国城市发病率高于农村。

不良习惯：饮酒过多可增加前列腺癌发病风险。

营养因素：维生素 D 水平过高或过低，可能与本病的发生有关。

前列腺癌患者会有哪些症状

早期没有明显症状，多数是在体检筛查时被发现的。随着病情进展，可出现以下症状。

肿瘤压迫尿道可出现排尿异常，如尿频、尿急、夜尿增多、排尿不畅、尿流变细、尿流中断等。

肿瘤压迫直肠可引起排便困难、肠梗阻；压迫会阴部可出现会阴部疼痛。

肿瘤侵犯周围组织可出现血尿、精液带血、勃起功能障碍等。

发生骨转移时可出现胸背部、臀部疼痛，下肢麻木，病理性骨折等。

发生盆腔淋巴结转移时，可出现双下肢水肿。

怎么治疗前列腺癌

根据肿瘤类型、分期及患者全身状况等，制订个体化治疗方案。治疗方法包括手术、放疗、化疗、内分泌治疗、消融治疗、免疫治疗等。

早发现、早治疗很重要，总体来说，前列腺癌的预后好于大多数恶性肿瘤。

部分生长缓慢的低危型前列腺癌，可先行观察，定期检查。包括定期查前列腺特异性抗原（PSA）、直肠指检、前列腺活检与影像学检查等，一旦发现病情有进展则立即开始治疗。

未发生转移的前列腺癌：可行前列腺根治性手术或者根治性放疗，两种方法的治疗效果都不错，一般可获得治愈。

已发生转移的前列腺癌：根据病情选择手术、放疗、化疗、内分泌治疗、免疫治疗等方法或几种方法联合应用。

如果只是区域性转移，规范治疗后的生存率也非常高；如果发生远处转移，五年生存率会大幅度下降到 30% 左右。

怎么预防前列腺癌

由于病因不明，主要针对危险因素进行预防。

习惯方面：勿饮酒、勿吸烟。

生活方面：均衡营养、规律作息、适量运动、提高免疫力。

前列腺癌高危人群定期筛查对象如下。
① 50 岁以上男性。
② 40 岁以上携带 *BRCA* 基因突变者。
③ 45 岁以上有前列腺癌家族史者。

（穆中一）

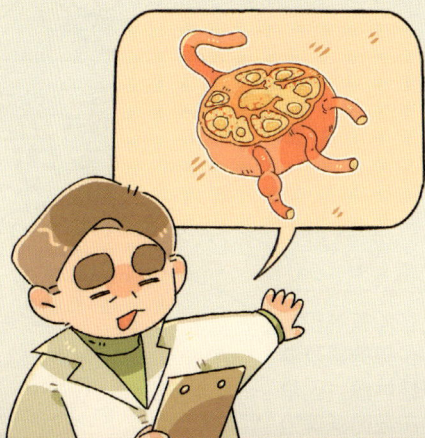

30

青壮年的"沉默杀手"
——霍奇金淋巴瘤

28 岁的小吴近来发现颈部出现一个硬块，进行性增大，饮酒后疼痛。近一周还偶尔出现发热、睡觉时大汗、皮肤瘙痒……

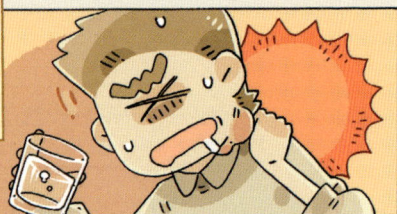

去医院做了系统检查，淋巴结活检病理结果竟然是霍奇金淋巴瘤！这是什么病？

青壮年的"沉默杀手"——霍奇金淋巴瘤

霍奇金淋巴瘤（HL）在所有淋巴瘤中约占 10%，是一种少见的累及淋巴结及淋巴系统的恶性肿瘤。因早期症状不典型，易被忽视而延误治疗，常被称作沉默的杀手。

其中约 90% 的亚型为经典型霍奇金淋巴瘤（CHL）；约 10% 为以结节性淋巴细胞为主型霍奇金淋巴瘤（NLPHL）。

男性发病率高于女性。在我国，发病年龄较小，中位发病年龄为 30 岁左右。

它虽是恶性肿瘤，但80% 的早期患者经规范治疗后可治愈！

病变最常见于颈部和锁骨上淋巴结，其次为纵隔、腹膜后、主动脉旁淋巴结等。

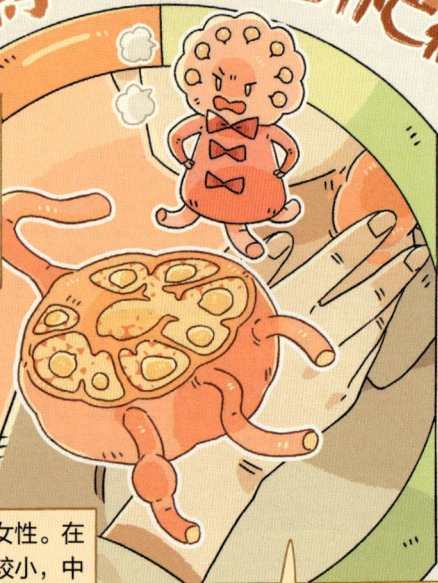

为什么会得霍奇金淋巴瘤

病因尚未明确，目前发现有以下发病危险因素。

病毒感染：研究认为 HL 发病与 EB 病毒（人类疱疹病毒 4 型）、人类免疫缺陷病毒、麻疹病毒感染有关。

免疫功能失调：自身免疫性疾病患者、人类免疫缺陷病毒感染导致免疫缺陷者、器官移植后长期应用免疫抑制剂者，患本病的风险增加。

遗传因素：家族中有患霍奇金淋巴瘤的人群，患本病的风险明显增加。

环境因素：长期接触杀虫剂、除草剂、木尘、苯、氯酚等，患本病的风险增加。

霍奇金淋巴瘤患者有哪些症状

常见症状如下

淋巴结肿大：60%～80% 的患者以颈部或锁骨上淋巴结进行性肿大为首发症状，其次为腋下淋巴结肿大，肿大的淋巴结可以活动，也可相互粘连，融合成块。

全身症状：发热、盗汗、瘙痒、消瘦等全身症状较多见。30%～40% 的患者以原因不明的持续性发热为起病症状，一般年龄稍大，男性常累及腹膜后淋巴结。周期性发热约为1/6。可有局部及全身皮肤瘙痒，多见于年轻女性。

局部压迫症状：肿大的淋巴结若压迫邻近组织，可出现相应症状，如纵隔淋巴结肿大可引起干咳、腹膜后淋巴结肿大可引起腹痛、腹股沟淋巴结肿大可引起水肿等。

饮酒后痛：部分患者有饮酒后淋巴结痛的表现，此为 HL 的特殊症状。

结外器官受累：累及淋巴结外器官时，可引起相应部位的症状。常见累及脾脏，部分患者出现脾大、脾功能亢进；晚期可累及肝脏，出现肝大、黄疸等；累及肺部时，出现咳嗽、胸痛等；累及心包时，可引起心包积液等；累及骨骼时，出现骨痛等。

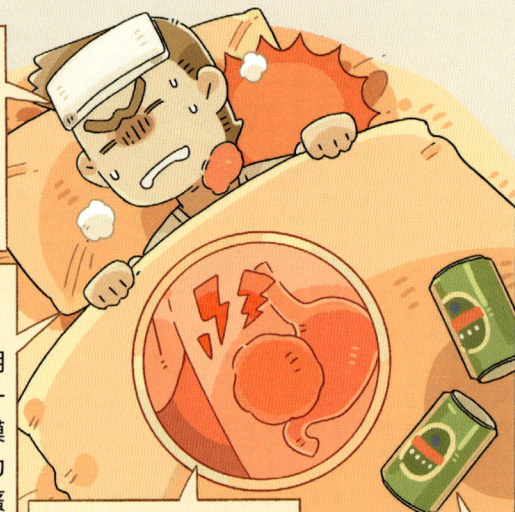

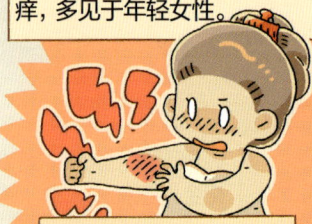

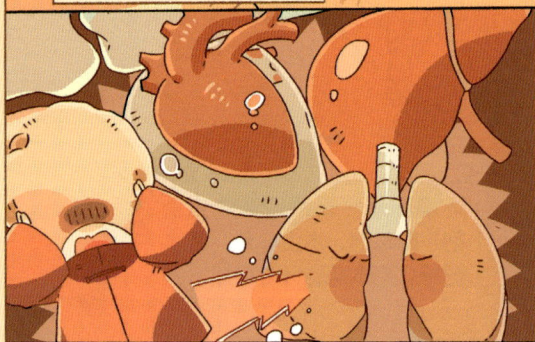

怎么治疗霍奇金淋巴瘤

根据肿瘤分型、分期、大小及患者的整体状况等，制订治疗方案。

经规范治疗，大部分霍奇金淋巴瘤可治愈。早诊早治是关键。

目前主要治疗手段有化疗、放疗，此外还有造血干细胞移植、免疫治疗、靶向治疗等，中医药也有应用。

目前本病治疗以化疗为主，如 ABVD 方案、BEACOPP 方案。

部分患者采取联合放疗的综合治疗方案。

对于复发或难治型患者，采取常规挽救化疗联合自体造血干细胞移植（HSCT），近年来涌现出的靶向治疗和免疫治疗等方法疗效也不错。

在追求疗效的同时，要尽可能减少与治疗相关的毒性及远期不良反应，治疗后的定期随访也很重要！

如何预防霍奇金淋巴瘤

由于病因不明，主要针对高危因素进行预防。

生活习惯：戒除烟酒，均衡膳食，规律作息，加强锻炼，保持乐观，增强免疫力。

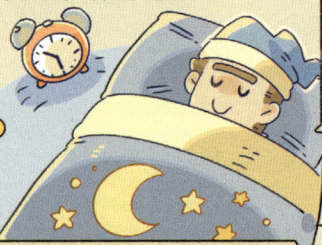

防止免疫功能失调：避免长期应用免疫抑制剂；积极治疗自身免疫性疾病。

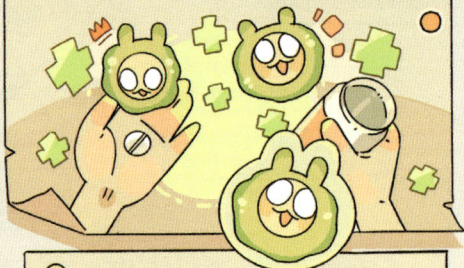

预防感染：接种麻疹疫苗预防麻疹病毒感染；预防 EB 病毒（人类疱疹病毒 4 型）、HIV（人类免疫缺陷病毒）感染。

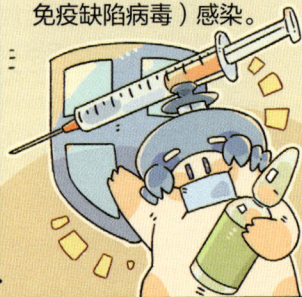

环境方面：避免接触杀虫剂、除草剂、木尘、苯、氯酚等有毒物质。

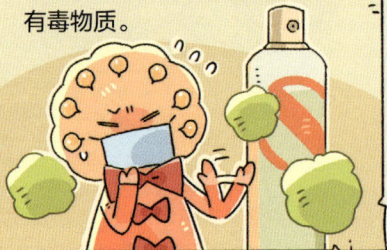

还要记得定期检查，有霍奇金淋巴瘤家族史人群应定期筛查！

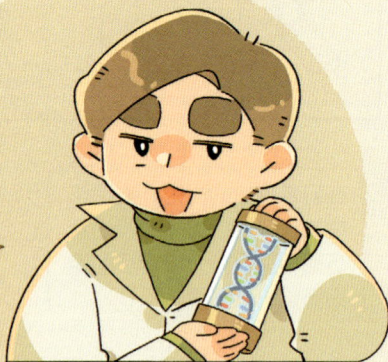

（刘斌）

200

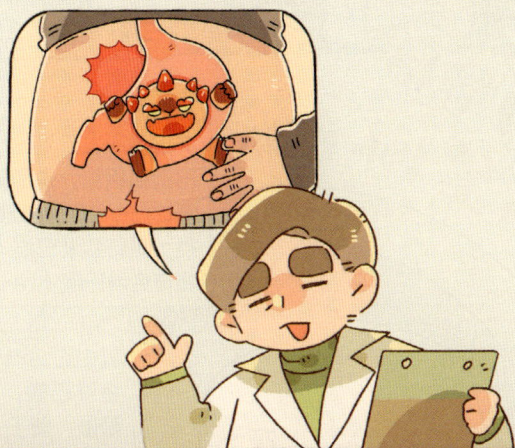

善于伪装且复杂的肿瘤
——非霍奇金淋巴瘤

31

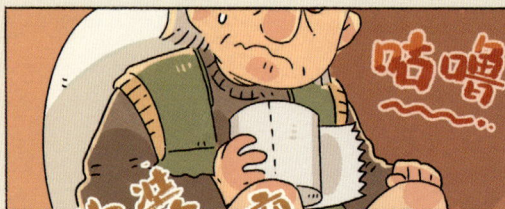

咕噜

52岁的老梁近一个月来经常腹痛、腹泻且乏力，以为是肠炎，去医院做了检查，竟然是非霍奇金淋巴瘤！这是什么病？

善于伪装且复杂的肿瘤——非霍奇金淋巴瘤

淋巴瘤原发于淋巴结或其他淋巴造血组织，是常见的恶性肿瘤之一，根据病理特点分两类：霍奇金淋巴瘤（HL）和非霍奇金淋巴瘤（NHL）。

其中约90%为非霍奇金淋巴瘤，早期发病隐匿，善于"伪装"。

其常常伪装成肺炎、胃炎、肠炎、淋巴结结核等疾病的症状，容易误诊、漏诊。发病率随年龄增长而上升，男性多于女性。

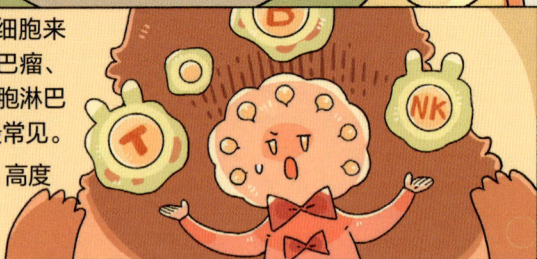

NHL分类较复杂，根据细胞来源不同可分为B细胞淋巴瘤、T细胞淋巴瘤和NK-T细胞淋巴瘤。其中B细胞淋巴瘤最常见。

根据肿瘤恶性程度分为：高度侵袭性、侵袭性和惰性淋巴瘤。

为什么会得非霍奇金淋巴瘤

病因尚未明确，目前发现有以下几种危险因素。

感染：多种病原微生物感染与 NHL 有关。

包括肝炎病毒、EB 病毒、人类嗜 T 淋巴细胞病毒、人类疱疹病毒 8 型、幽门螺杆菌、鹦鹉热衣原体、伯氏疏螺旋体等。

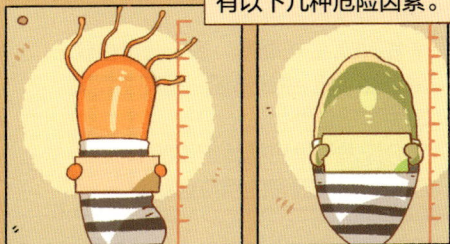

免疫：免疫功能紊乱者，如艾滋病、类风湿关节炎、干燥综合征、系统性红斑狼疮、器官移植后用免疫抑制剂等，发病风险增加。

吸烟、长期熬夜、精神压力大等也会造成免疫力下降，增加 NHL 风险。

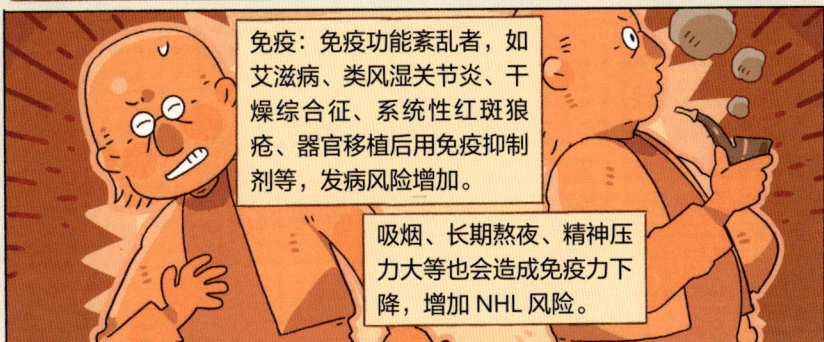

遗传：家族近亲中有患 NHL 者，发病风险增加。

环境：长期受大量辐射或长期接触杀虫剂、除草剂、有机溶剂、染发剂等，发病风险增加。

饮食：过多摄入动物蛋白、脂肪、亚硝酸盐等，可能增加 NHL 风险。

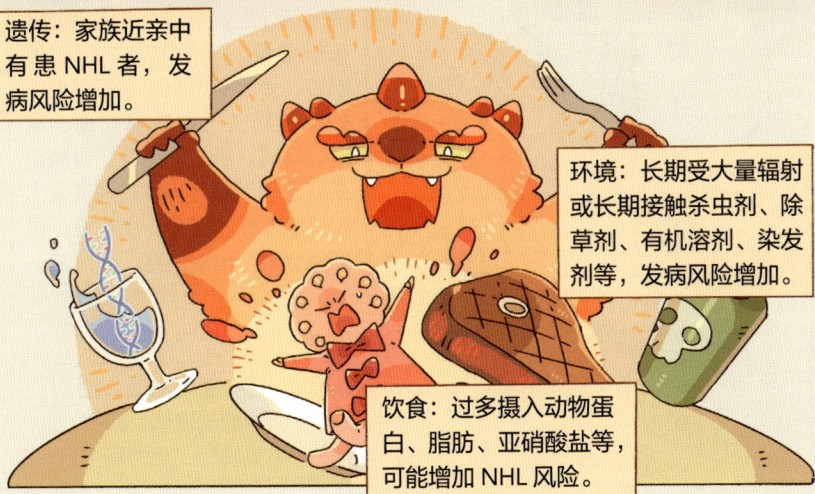

非霍奇金淋巴瘤患者有哪些症状

NHL 症状较复杂。
惰性 NHL 生长缓慢，多无明显症状。
侵袭性 NHL 生长迅速，早期主要表现为淋巴结肿大。
部分原发于淋巴结外组织的 NHL，表现为受累器官的相应症状。

常见症状如下。

淋巴结肿大：最常见的症状为淋巴结无痛性、渐进性肿大。

浅表淋巴结肿大多见于颈部、锁骨上、腋下、腹股沟等处；深部淋巴结肿大多见于纵隔、腹膜后与肠系膜等处。受侵淋巴结为跳跃式，无一定规律。

惰性肿瘤界限清晰，活动度好，多呈散在分布；侵袭性肿瘤表现为多个相邻淋巴结融合成块，与皮肤粘连，活动度差。

淋巴结外症状：由于淋巴系统分布于全身，NHL 可发生于任何部位，受累部位出现相应症状，如鼻腔病变可出现鼻出血、鼻塞、耳鸣、听力下降等；骨骼病变可出现骨痛等；皮肤病变可出现皮肤瘙痒、结节、溃烂等；胃肠道受累可出现腹痛、腹泻等。

全身症状：部分患者出现 B 症状，即不明原因的发热 >38℃，伴盗汗、体重减轻、乏力等。

怎么治疗非霍奇金淋巴瘤

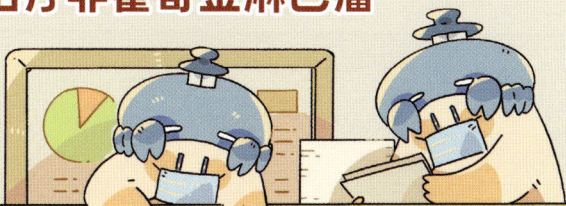

根据肿瘤分类、分期及患者整体状况进行综合分析，制订个性化治疗方案。

主要治疗方法有化疗、放疗、手术切除病灶、造血干细胞移植、靶向治疗、免疫治疗、中医药等。

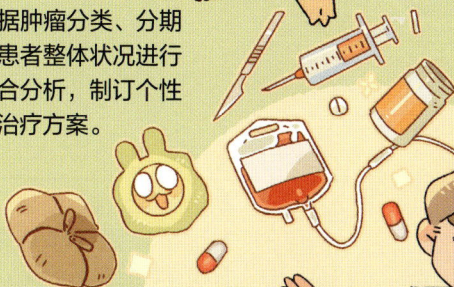

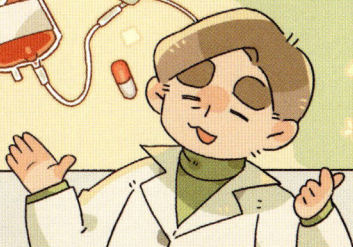

NHL 是一组异质性较大的疾病，包含类型较多，不同亚型治疗方法与预后也有差异。

NHL 多中心发生的倾向，使其临床分期的价值和扩大照射的治疗作用不如 HL，所以其治疗策略以化疗为主。

多数 NHL 对化疗、放疗敏感，有较高的治愈可能性，越早治疗治愈率越高。早诊断、早治疗非常关键。

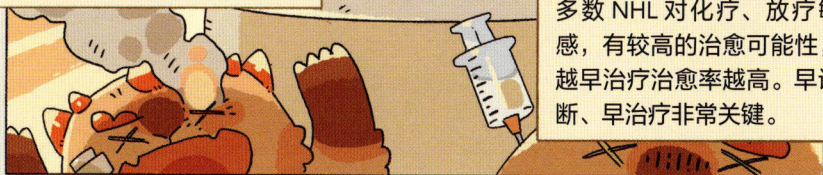

怎么预防非霍奇金淋巴瘤

由于病因未明，主要针对高危因素进行预防。

生活习惯：戒除烟酒，均衡膳食，规律作息，保持乐观，适当锻炼，增强免疫力。

防治感染：接种疫苗（如肝炎疫苗等）；预防 EB 病毒、人类免疫缺陷病毒等感染；幽门螺杆菌感染者应积极接受治疗。

防止免疫功能失调：避免长期使用免疫抑制剂；积极治疗自身免疫性疾病。

环境方面：避免长期暴露于高剂量电离辐射中及长期接触杀虫剂、除草剂、有机溶剂、染发剂等。

定期检查：有恶性淋巴瘤家族史者应定期筛查。

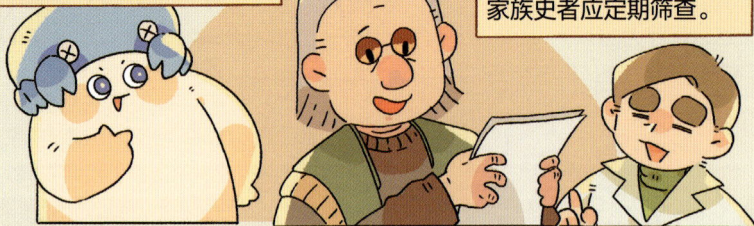

（刘斌）

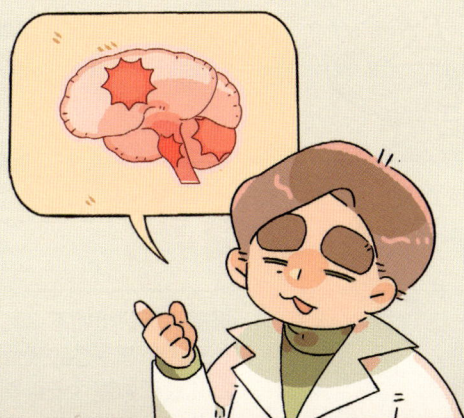

大脑杀手
——胶质瘤

32

74岁的王大爷近来经常头胀痛，且走路不稳、四肢无力，去医院检查发现是脑胶质瘤！

这是什么病？

起源于神经系统胶质细胞的肿瘤统称胶质瘤，是最常见的原发性颅内肿瘤。

发病率男性高于女性，好发年龄为21～50岁，31～40岁为发病高峰，儿童发病高峰为6～10岁。

大脑杀手——胶质瘤

根据恶性程度可分为：I～IV级，I、II级为低级别胶质瘤，III、IV级为高级别胶质瘤，等级越高，恶性程度越高。

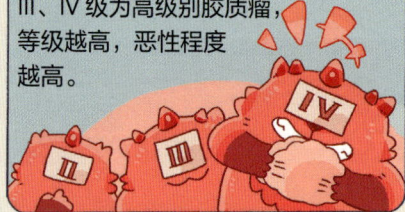

根据病理分类如下。
1. 成人型弥漫性胶质瘤。
2. 儿童型弥漫性低级别胶质瘤。
3. 儿童型弥漫性高级别胶质瘤。
4. 局限性星形胶质瘤。
5. 室管膜肿瘤。

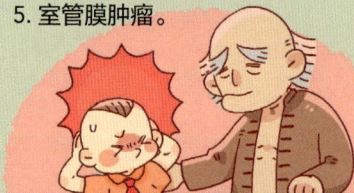

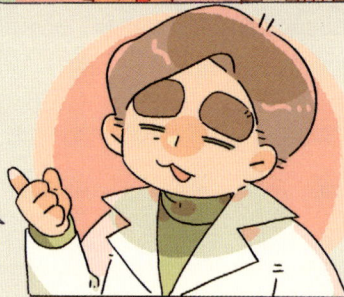

根据肿瘤位置分类：幕上胶质瘤，幕下胶质瘤，脑干胶质瘤（大脑与小脑之间有一层硬脑膜隔称小脑幕，将脑组织分为幕上区与幕下区）。

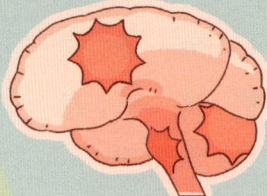

为什么会得胶质瘤

病因尚未明确，目前确定了两个致病危险因素。

辐射暴露：长期暴露于高剂量电离辐射中，发病风险增加。

遗传易感因素：胶质瘤不是遗传性疾病，但一些罕见综合征，如神经纤维瘤病、结核性硬化疾病等，存在高外显率基因遗传突变，其胶质瘤风险高于普通人。

此外，还有一些因素可能与胶质瘤的发病有关。

感染：巨噬细胞病毒感染可能会增加患胶质瘤的风险。

饮食：长期摄入含亚硝酸盐的食物，可能会增加患胶质瘤的风险。

年龄：某些类型胶质瘤在某个年龄段更易发生，如髓母细胞瘤多发生于儿童，室管膜瘤多发于儿童与青年，多形性胶质母细胞瘤多发生于中年等。

胶质瘤患者有哪些症状

不同类型胶质瘤在病理特征、位置、生长速度等方面各有不同，症状表现也不一样。

一般来说主要症状包括三部分：颅内压增高症状、神经功能障碍症状、癫痫发作症状。

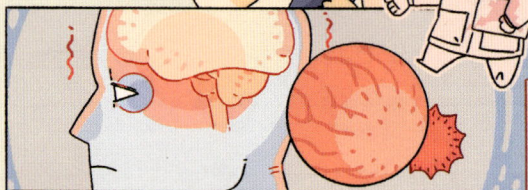

颅内压增高症状：主要表现为头痛、呕吐、视乳头水肿。

神经功能障碍症状：胶质瘤侵犯大脑功能区，患者可出现语言障碍、感觉异常、情感异常、记忆障碍、幻视、幻听、幻嗅、视野改变等。

小脑胶质瘤患者可出现走路不稳、眼球震颤、患侧肢体共济失调、耳鸣、耳聋、眩晕、进食呛咳等。

脑干胶质瘤患者可出现眼球运动障碍、复视、面瘫、声音嘶哑、感觉障碍等。

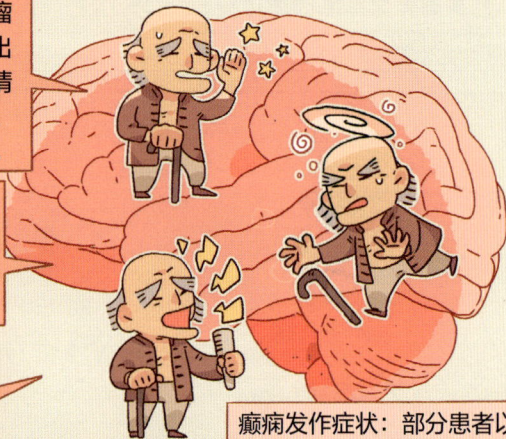

癫痫发作症状：部分患者以癫痫为首发症状，肿瘤部位不同，癫痫发作类型也不同。

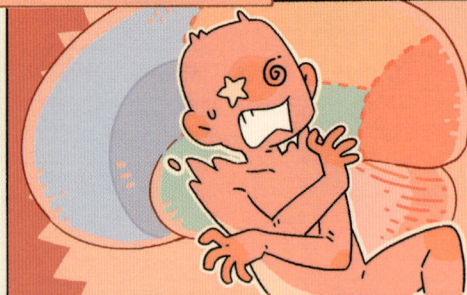

额叶肿瘤多为全身大发作；颞叶肿瘤多为伴有幻嗅的精神运动性发作；顶叶肿瘤可出现局限的感觉性发作。

怎么治疗胶质瘤

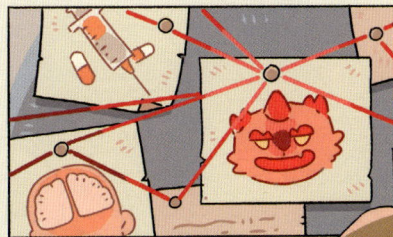

多采用MDT多学科诊疗模式，通过多学科如神经外科、影像科、放疗科、肿瘤科、病理科、康复科等密切合作，为患者制订个体化综合治疗方案。

以手术治疗为主，结合放疗、化疗、免疫治疗、靶向治疗、电场治疗等。治疗后需定期复查。

不同级别的胶质瘤治疗效果不一样，少数低级别胶质瘤可完全治愈，大部分患者需长期治疗。

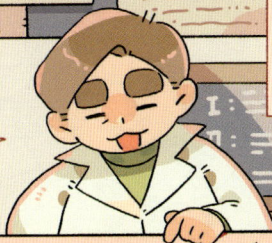

多数患者的第一步治疗方式是手术，由于胶质瘤呈浸润生长，在切除肿瘤的同时还要尽最大可能保护患者的脑功能。

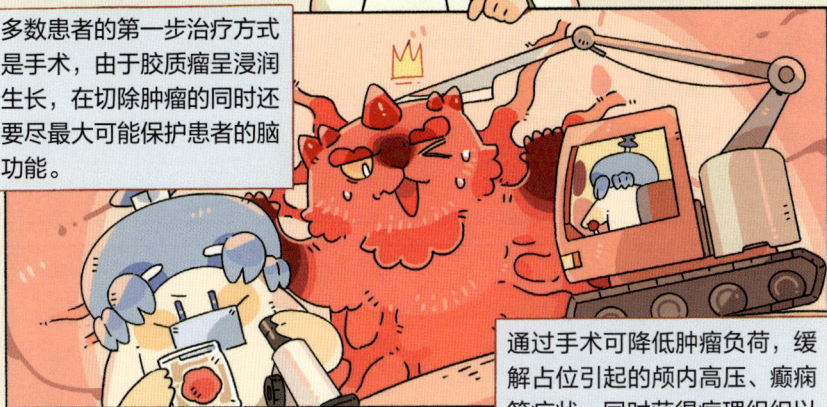

通过手术可降低肿瘤负荷，缓解占位引起的颅内高压、癫痫等症状，同时获得病理组织以明确诊断，为后续治疗提供方向与条件。

术后结合放疗、化疗、电场治疗，有时候可结合靶向治疗，进一步消除剩余肿瘤细胞，以提高疗效、延长生存期。

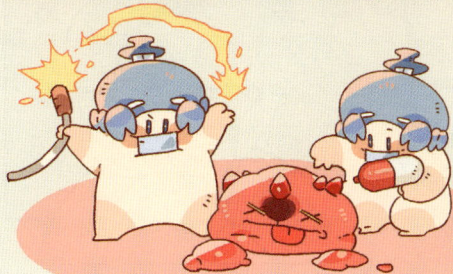

怎么预防胶质瘤

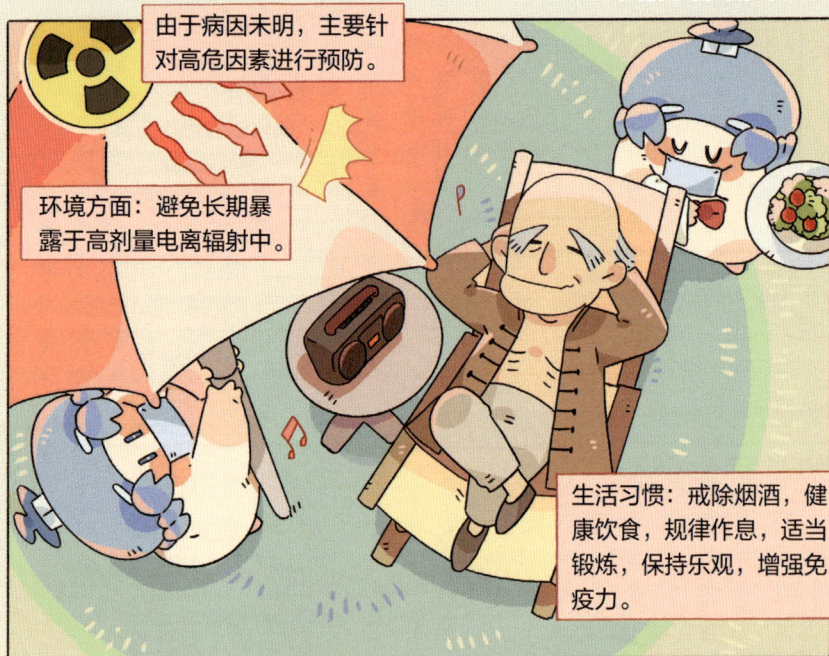

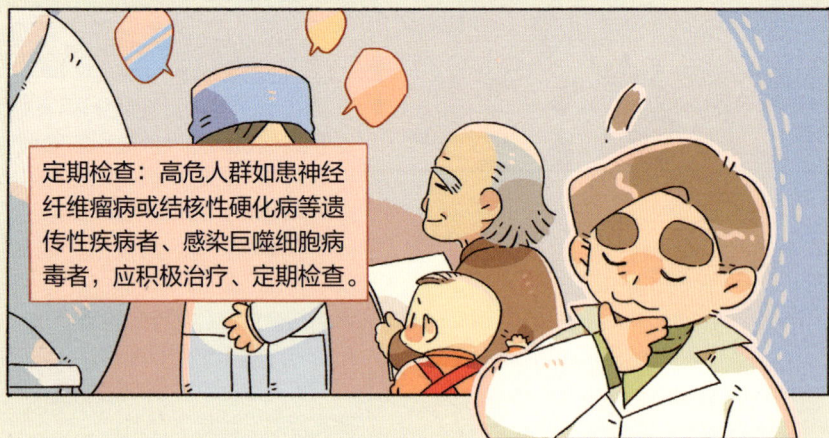

由于病因未明，主要针对高危因素进行预防。

环境方面：避免长期暴露于高剂量电离辐射中。

生活习惯：戒除烟酒，健康饮食，规律作息，适当锻炼，保持乐观，增强免疫力。

定期检查：高危人群如患神经纤维瘤病或结核性硬化病等遗传性疾病者、感染巨噬细胞病毒者，应积极治疗、定期检查。

（孙佩欣　姚冰）

52检